U0322238

烟台毓璜顶医院的
早期历史

刘惠琴 陈海涛 郭　磊 著

中　华　书　局

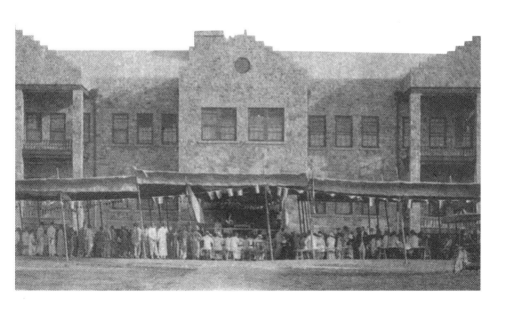

图书在版编目(CIP)数据

烟台毓璜顶医院的早期历史/刘惠琴,陈海涛,郭磊著. —北京:中华书局,2020.6(2022.5 重印)
ISBN 978-7-101-14524-3

Ⅰ.烟…　Ⅱ.①刘…②陈…③郭…　Ⅲ.医院-历史-烟台
Ⅳ.R199.2

中国版本图书馆 CIP 数据核字(2020)第 089367 号

书　　名　烟台毓璜顶医院的早期历史
著　　者　刘惠琴　陈海涛　郭　磊
责任编辑　常利辉
出版发行　中华书局
　　　　　(北京市丰台区太平桥西里 38 号　100073)
　　　　　http://www.zhbc.com.cn
　　　　　E-mail:zhbc@zhbc.com.cn
印　　刷　三河市中晟雅豪印务有限公司
版　　次　2020 年 6 月第 1 版
　　　　　2022 年 5 月第 2 次印刷
规　　格　开本/880×1230 毫米　1/32
　　　　　印张 7⅞　插页 2　字数 160 千字
印　　数　4021-5520 册
国际书号　ISBN 978-7-101-14524-3
定　　价　58.00 元

编 委 会

目 录

图版目录

引　言

19 世纪以来，世界日益从相对隔离趋向互相依赖，在西方资本主义世界性扩张大潮的裹挟下，中国这个东方古国日益被纳入全球体系，在外来因素的刺激之下，开启了艰难却又无法逃避的近代化进程。在这一进程的诸多推动因素中，西方基督教的传入无疑是一个不可忽视的力量，传教士们凭借不平等条约的庇护和自身的努力，在传教的同时，对近代中国社会的发展进程产生了重大影响。

地处山东半岛、黄海之滨的烟台，以其得天独厚的地理位置、适宜人居的气候、丰富的物产，特别是近代开埠口岸的独特区位优势，对西方传教士产生了强烈的吸引力。自 19 世纪 60 年代开埠之后，传教士们纷纷登陆烟台（包括当时的登州），将其作为占领山东，乃至中国的桥头堡。在这一过程中，西方近代医学作为"福音的婢女"，成为基督教传播所倚重的重要手段之一。

在今天的烟台市区中心，有一所具有百年历史、闻名遐迩的大型综合性三甲医院，这就是烟台毓璜顶医院。作为烟台近代开埠之后，由基督教新教美国北长老会创建的一所教会医院，在特定的历史背景下，毓璜顶医院的创建，在积极推动基督教在烟台传播的同时，对推广医学教育、传播医学知识、引导风气开放、推动思想进步，以及由此导致的整个烟台社会在政治、经济、文化各领域的近代化转变，都具有重要的影响，客观上促进了烟台社会的近代化进程。

一百多年的岁月沧桑，这所医院当年的建筑痕迹大多已被时光抹去，档案文献也因此前缺乏系统认真的搜集整理，基本散失殆尽。这使得今天对毓璜顶医院早期历史的了解依然如水中观月、雾中看花，一些重要史实，也不免存在争议或谬误，甚至还有道听途说、以讹传讹、自相矛盾的情况。本书作为烟台开埠历史和近代化进程研究的一个重要范例，去伪存真、充实完善、细致梳理毓璜顶医院的早期历史，拨开笼罩在她身上的迷雾，探究真实的历史存在，不但对烟台近代历史，甚至对中国近代史都有着非常重要的意义。

一

基督教"奋兴运动"和
美国长老会传教士的入华

　　毓璜顶医院最初是由基督教新教的一支重要宗派——北美长老会创办的一所教会医院。谈及毓璜顶医院的历史，就不得不从18世纪以来，基督教新教的"奋兴运动"说起。

　　在17—18世纪的欧洲和北美地区，经过宗教改革之后的基督教新教各宗派兴起了一场所谓的"福音奋兴运动（The Evangelical Revival）"，开启了近代基督教海外传教的热潮，当时较有影响的循道宗、浸礼宗、长老宗、归正宗、公理宗等基督教新教主要宗派都卷入其中。这一方面是随着资本主义经济的飞速发展，给西方社会带来了空前的财富、旺盛的活力以及对海外扩张的极大热情；另一方面通过宗教改革运动，教会一扫积年的颓废风气，呈现出许多新气象，积极介入各项社会活动，产生了一种强烈的传教热情。两种因素的叠加，使得西方国家的海外殖民扩张和基督教徒的传教激情，同时达到高潮。而这一时期的中国，正处于康乾盛世，闭关锁国的清政府还陶醉于封建制度最后的辉煌，并没有给这些传教士提供机会。

其后的19世纪被基督教徒称为"伟大世纪（The Great Century）"，以美国为代表的"第二次宗教大觉醒"进入高潮，直接导致了美国海外传教机构的陡然扩展。这场运动从美国新英格兰地区①开始，迅速席卷美国南北。1810年6月，在美国新教宗派公理会的支持下，美国海外传教理事会（The American Board of Commissioners of Foreign Mission，简称美部会）在马萨诸塞州成立，成为第一个专门为海外传教而成立的跨宗派传教机构，并在1812年派出传教士前往东方的印度，正式拉开了近代基督教新教向东方传教的运动。

一般认为，近代入华的第一位基督教新教传教士是1807年由英国伦敦会派遣的罗伯特·马礼逊（Robert Morrison），但成规模的新教传教士入华则开始于19世纪30年代，其中特别以美国差会为代表。此时的美国已经完成了工业革命和社会革命，宗教作为一种文化载体，也较多地承载着新时代的知识技艺和思想学说。1830年，美部会就派遣其传教士裨治文（Elijah Coleman

---

① 新英格兰地区是指美国本土东北部濒临大西洋、毗邻加拿大的区域。包括今天美国的6个州，由北至南分别为缅因州、佛蒙特州、新罕布什尔州、马萨诸塞州、罗得岛州和康涅狄格州。

Bridgman）和雅裨理（David Abeel）抵达中国，稍后，浸礼会、美以美会、圣公会、长老会等主要新教宗派，先后成立了海外布道会，掀起了美国的第一次海外传教浪潮。但由于当时的中国依然坚持闭关锁国的政策，传教活动进展缓慢，早期试图进入中国的传教士，如马礼逊、郭实腊（Karl Friedrich August Gützlaff）、裨治文、卫三畏（Samuel Wells Williams）等，大多只能在广州、澳门或东南亚等边缘地区活动，仅能从事一些文字性工作，为其后的传教工作做些准备。

长老会（Presbyterian）属于基督教新教加尔文宗。加尔文宗产生于 16 世纪下半叶欧洲的瑞士，由法国人加尔文（Jean Calvin）创立，主要分布于英、美等国。1704 年，爱尔兰长老会信徒移民至美国，组成美国长老会，总会设于纽约，自 18 世纪后期开始，长老会在教会和信徒数量上，逐渐成为美国最大的基督教新教宗派。自 1741 年起，美国长老会开始向印第安人传教；1810 年，长老会加入美部会，参与海外传教工作；到 1831 年，长老会在匹兹堡建立了自己独立的海外传教部，开始陆续向美洲印第安部落、非洲利比里亚和亚洲印度派出传教士，至 1837 年，已派出 39 人。

中国作为占世界人口四分之一的东方大国，长老会也给予了高度重视，其海外传教部成立伊始，就开始着手派遣传教士前往中国及其周边地区。由于此时的中国仍处于闭关锁国状态，1837 年首批受派遣来到东方的美国长老会传教士米歇尔（John A. Mitchell）和何牧师（Robert W. Orr），只能被安排到菲律宾群岛、马来群岛、新加坡等地的中国移民社区，在学习中国语言、文化的同时，寻找合适的机会。不久，他们就将澳门作为其入华的先遣基地。

　　第一次鸦片战争迫使清政府从闭关锁国走向局部开放。1842—1844 年间，清政府与英、法、美等国签订了中国近代史上第一批不平等条约，其中包括中英《南京条约》《虎门条约》、中美《望厦条约》、中法《黄埔条约》，西方国家从而获取了在通商口岸建立教堂的权利，传教士也获准在通商口岸的外国人中间传教，但仍禁止向中国人传教。在这一背景下，在 1843—1844 年间，美国长老会共派遣了 7 名传教士到达澳门，其中就包括后来来到登州、烟台的麦嘉缔（Divie Bethune McCartee），他成为这一批受派遣者中第一个进入山东的长老会传教士。但他此次的山东之行，严格来说还是属于非法行为，故只能在沿海地区游历、散发宣传材料之后，返回了宁波。此后，美国长老会在厦门、宁波、广州等已开埠口岸建立了中国大陆的第一批传教点，陆续开办学校、诊所，初步形成了以传教、教育、医疗和文字媒介为主的传教方式。这种以传教事业为主，教育文化事业为辅的传教模式，成为其后美国长老会各差会传教策略的主要模式。据统计，在第二次鸦片战争以前，美国长老会共派遣了 49 名传教士来到中国，其中近半数长期留在中国工作。①

---

① 王妍红：《美国北长老会与晚清山东社会（1861—1911）》，华中师范大学 2014 年博士论文，第 19 页。

1856 年第二次鸦片战争的爆发，特别是 1860 年《北京条约》的签订，成为中国近代基督教史的转折点。其中中法《北京条约续增条约》第六款中规定：

> 即晓示天下黎民，任各处军民人等传习天主教，会合讲道，建造礼拜，且将滥行查拿者，予以应得处分。又将前谋害奉天主教者之时所充之天主堂、学堂、茔坟、田土、房廊等件应赔还，交法国驻扎京师之钦差大臣，转交该处奉教之人，并任法国传教士在各省租买田地，建造自便。

这一条款标志着清政府从此结束禁教政策，进入允许西方各国在华自由传教的时代。此后，西方传教士在这项政策的保护下，迅速将其传教事业从东南沿海地区，推广至华北乃至整个中国，基督教迎来了在华传播的新时代。在这一过程中，美国长老会作为其中最积极的一支力量，呈现出前所未有的热情，立即开始了抢占山东的努力。

二

美国北长老会传教士进入烟台

在美国内战之前，因为在废奴问题上的认识分歧，美国长老会一直存在新派与旧派之争。1857年新派脱离美国长老会总会，在南部另设长老会，成为南部联合大会。至此，美国长老会分裂为南、北两大宗派。南、北两派长老会都先后派遣传教士来华。如1856年，应思理（E. B. Inslee）就受美国南长老会委派，前往宁波传教，并在此后长期在杭州活动。但就山东地区而言，主要是北部长老会所派遣的传教士，一般称为北美长老会、北长老会，或直接简称长老会。

近代基督教新教在山东的传播，其实早在烟台开埠之前就已经开始。第一个踏上山东土地的新教传教士是郭实腊，他曾于1831年或1832年间到山东游历，在当地群众中散发基督教书籍。[①]1835 年，英国伦敦会传教士麦都思（Walter Henry Medhurst）和美国的史蒂芬（Edwin Stevens）也曾乘坐美国货船"福隆"号，到达山东半岛的威海和烟台等地游历，并散发基督教印刷品和出版物。[②]如上节所述，1843—1844 年间，美国北长老会传教士麦嘉缔，也曾到达登州、烟台。但此时他们的行为，还属于非法行为，只能算是短暂游历。首先在山东建立传教组织的新教团体，则是美国南方浸信会。1860 年，该会传教士花雅各（J. L. Holmes，或译为霍姆斯）自上海抵达烟台后，建立了山东第一个新教组织，也正式开启了新教在山东近百年的传教历史。

基督教新教在山东的传播始于烟台和登州，与这里独特的气候条件有密切的关系。其温带半湿润海洋性气候四季分明，特别是夏无酷暑，对无法忍受南方夏季炎热的传教士具有极大诱惑力。而便利的交通、丰富的物产，尤其是作为山东仅有开埠口岸的特殊地位，为传教士提供了生活、工作上的诸多便利。著名传教士狄考文（Calvin Wilson Mateer）的传记作者费丹尼（Daniel W. Fisher）曾说：

① C. W. Schmidt, *Glimpses of the History of Chefoo*. James Macmillan & Co. 1932. 译文见史米德著，刘惠琴、陈海涛译《烟台历史一瞥》，收入《烟台一瞥——西方视野下的开埠烟台》，齐鲁书社 2015 年，第 15 页。
② Edwin Stevens, Voyage of the Huron, *The Chinese Repository*, Vol.IV, No. 7. 转引自王妍红：《美国北长老会与晚清山东社会（1861—1911）》，华中师范大学 2014 年博士论文，第 22 页。

在那个时代，中国北方的北戴河、南方的牯岭和莫干山都还没有开辟为避暑地，烟台和登州是唯一可以避暑的地方。①

第二次鸦片战争结束后，随着《天津条约》《北京条约》的签订，西方传教士获得了在中国自由传教权。登州（后改为烟台）等地被开辟为通商口岸后，此前被限定只能在沿海五口活动的传教士们立即兴奋起来，纷纷前往各新开口岸建立基地。就像此后长期驻留烟台的美国北长老会传教士倪维思（John Livingstone Nevius）所说：

> 长江和华北现在若干地区正在向我们开放。我们应该看到，事实上是全中国都已经向我们开门了。从条约方面来说，它是开了，其余开放工作就要由我们传教士自己来干。②

除去前述短期游历的麦嘉缔，美国北长老会最早来到山东的传教士是 1861 年 5、6 月间抵达登州的盖利夫妇（Rev. and Mrs. Samuel R. Gayley）、丹福斯夫妇（Rev. and Mrs. J. A. Danforth）

① 费丹尼著，郭大松、崔华杰译：《一位在中国山东四十五年的传教士——狄考文》，中国文史出版社 2009 年，第 51 页。
② Helen Nevies, *The Life of John Livingston Nevies: For 40 Years a Missionary in China*. 转引自顾长声：《从马礼逊到司徒雷登——来华新教传教士评传》，上海书店出版社 2005 年，第 159—160 页。

和倪维思夫妇，由此正式拉开了北美长老会在山东的传教事业。1862 年，美国北长老会海外传教部同意山东传教士的请求，在中国北方建立一个新的差会，称为"山东差会"，成员包括倪维思、梅理士（Charles Rogers Mills）、郭显德（Hunter Corbert）、格林（David Green）和麦嘉缔等，总部设在登州，并要求尽快建立其他布道站、学校等。此后，在这些传教士们的努力下，长老会在山东的传教事业，从 19 世纪 60 年代的登州、烟台肇始，通过教堂布道和旅行布道，建立了差会—布道站—外部布道站三级布道体系，并逐渐向南、向西扩展，传教足迹几乎遍布整个山东省。到 1910 年，北美长老会就成为进入山东的欧美各主要新教宗派中最大的一支力量，有外籍传教士 69 名，建立教堂 58 座、学校 187 所，发展教徒 8 962 人，远远超过其他新教组织。[1] 到 1920 年，北美长老会更是在山东有外籍传教士 135 人，建立教堂 60 座、学校 454 所，发展教徒 14 789 人，更是远超其他新教传教组织，蝉联山东最大新教差会。[2] 从以下更为详细的 1912 年山东基督教新教各差会各项事工统计中，可以更加直观地看出这一点。

---

[1] Robert Coventry Forsyth, *Shantung, The Sacred Province of China, in Some of Its Aspect, Being a Collection of Articles Relating to Shantung, Including Brief Histories with Statiatics, etc.,of the Catholic and Protestant Missions and Life—sketches of Protestant Martyrs, Pioneers.* Shanghai Christian Literature Society, 1912, p.284.

[2] 中华续行委办会调查特委会编：《中华归主：中国基督教事业统计（1901—1920）》，中国社会科学出版社 1987 年，第 423 页。

1912 年山东基督教新教差会统计表（表一）①

差会名称	外国宣教职员								
	已婚男士	夫人	单身男士	单身女士	医务人员				外国职员总计
					男	女	夫人	护士	
美国南浸信会	13	13	1	11	3		3	2	46
美国北长老会	22	22	7	20	7	4	6		88
美国公理会	4	4		5	1	1	1	1	17
美国美以美会	2	2		3	2	2	1		12
柏林会	5	5	1	2					13
瑞典浸信会	4	4	1	3					12
英国圣公会	6	6	5	1	1	1	1		22*
英国圣道公会			2	1	2		1	1	6*
英国浸礼会	11	11	3	6	3		1		36*
中国内地会				3	1		1		5

* 以上数字各行累计分别为 21、7、34，数字疑有误，原文如此。

1912 年山东基督教新教差会统计表（表二）

差会名称	本地牧师	其他本地员工	男女教师	寄宿男女小学	男生	女生	主日学校	主日学校男女及成人学校
美国南浸信会	5	67	171	111	1 438	417	92	3 418
美国北长老会	24	320	311	266	2 739	1 137	135	4 777

---

① 此表格数据，来源于连警斋:《郭显德牧师行传全集》，上海广学会 1940 年；季理斐:《中国差会年鉴》，上海广学会 1913 年；参考了王妍红《美国北长老会与晚清山东社会（1861—1911）》（华中师范大学 2014 年博士论文）第 190—192 页部分内容。

（续表）

差会名称	本地牧师	其他本地员工	男女教师	寄宿男女小学	男生	女生	主日学校	主日学校男女及成人学校
美国公理会	2	46	36	18	171	151	2	400
美国美以美会	7	39	54	49	451	286		
柏林会	18	30	32	30	590	60		
瑞典浸信会		40	32	26	295	40	27	600
英国圣公会	4	44	18	18	235	55		
英国圣道公会	3	55	14	22	157	39		
英国浸礼会	20	164	136	136	1 079	428	46	
中国内地会	2	6	2	3	23	7		

1912 年山东基督教新教差会统计表（表三）

差会名称	布道站与布道分站	大小教堂和讲堂	信　徒	本地捐献
美国南浸信会	87	122	4 065	2 222
美国北长老会	433		12 441	39 333
美国公理会	16	39	1 500	600
美国美以美会	26	34	756	
柏林会	199	172	746	4 968

（续表）

差会名称	布道站与布道分站	大小教堂和讲堂	信　徒	本地捐献
瑞典浸信会	27	35	648	432
英国圣公会	57		596	722
英国圣道公会	149		2 047	
英国浸礼会	300		5 089	2 000
中国内地会	2		134	175

美国北长老会在烟台的传教事业，则始于稍后的 1862 年。是年，作为北长老会医疗传教士的麦嘉缔夫妇和另一位传教士格林，乘坐法国商船"Maric"号来到登州，适逢美国长老会总部批准成立长老会山东差会，并要求尽快建立其他布道站，而此时烟台已经开埠，但还无长老会传教士活动，麦嘉缔遂决定在烟台开展传教工作。1923 年出版的《烟台要览》也记载："烟台之有耶稣教，始于清同治元年（1862），有美国长老会教士麦嘉缔至烟传教。"[①] 1863 年，麦嘉缔在烟台的通申村建造了住所，并计划在烟台租一间房子，作为行医和布道之用。但由于当地民众的反对，麦嘉缔在烟台的传教工作进展缓慢，不得已之下，1865 年，正好此时同为北长老会传教士的郭显德夫妇从登州迁往烟台，麦嘉缔遂将烟台的传教事业交由郭显德夫妇，

---

① 郑千里：《烟台要览·宗教篇·耶稣教》，烟台要览编纂局 1923 年，第 23 篇第 5 页。

自己返回了宁波。

　　麦嘉缔虽然离开了烟台，但他毕竟开辟了长老会在烟台的教区，为在其后到达的郭显德、倪维思等人的传教活动做了一定准备。在麦嘉缔离开烟台前夕，麦嘉缔和郭显德建立了长老会在烟台的第一个教堂，吸纳了许多来自登州的本地教徒。[1]"麦嘉缔离烟返宁波后，郭即迁入市内麦氏居所，以此地为立足点，一方面外出在闹市传教，另方面留意寻觅新的据点。"[2] 1869 年倪维思夫妇自美国返回山东后，也将烟台作为其永久居留地。在郭显德和倪维思的领导下，长老会在烟台的传教事业开始步入快速发展的阶段，传教士及中国助手举办了大量的教堂布道和巡回布道。至 1876 年，北长老会烟台教区人数增加到 238 人，创办了三所学校（一所男子寄宿学校、一所女子寄宿学校、一所男子日校），共有学生 52 人，成为长老会在山东最大的教区。虽然自 70 年代开始，长老会山东差会已不再以登州、烟台为中心，而是拓展到东部的登州、烟台，中部的济南、潍县（今潍坊市），西部的济宁等地，呈全面发展之势，但直至 1912—1913 年间，北美长老会在山东设立的 9 个教区（滕县 1913 年设教区）中，烟台教区各项事工依然非常突出。通过下表的各项数据可以更加直观地看出这点。

① Robert E. Speer ed., *A Missionary Pioneer in the Far East: A Memorial of Divie Bethune MaCartee*, New York：Fleming H. Revell Company, 1922.
② 中国人民政治协商会议山东省烟台市芝罘区委员会文史资料研究委员会编：《芝罘文史资料》1989 年第 4 辑，第 201 页。

1861—1913年美国北长老会山东各教区传教事业发展一览表①

	开始年月	外站数目	教士数目	圣职数目	职员数目	教会数目	组织团体	领餐数目	婴儿受洗	主日学校	主日学生
登州区	1861	17	11	2	81	4	45	1 062	5	30	1 455
烟台区	1862	30	20		92	9	30	1 261	13	21	933
济南区	1871	29	15	1	70	6	23	1 056	20	23	1 000
潍县区	1883	170	18	13	154	29	30	4 998	63	10	1 500
沂州区	1890	4	13	2	63	6	21	1 196	42	1	170
济宁区	1892	30	8		71	2	48	1 375	12	2	154
青岛区	1898	175	10	6	100	16	44	2 196	75	95	1 805
峄县区	1905	9	7								
滕县区	1913	6	2		44		15	176		1	120
1913年总数		520*	104	24	715*	72	256	13 320	230	173*	7 149*
1912年总数		392	83	24	659	69	223	12 441	229	135	4 777

沂州，1913年废府改道，沂州府遂废。峄县，1960年撤销建制，在原行政区域基础上建立枣庄市。滕县，今滕州。
*以上数字各栏累计分别为470、675、183、7137，数字疑有误，原文如此。

① 此表格数据，来源于连警斋：《郭显德牧师行传全集》，上海广学会1940年；季理斐：《中国差会年鉴》，上海广学会1913年；参考丁王妍红《美国北长老会与晚清山东社会（1861—1911）》（华中师范大学2014年博士论文）第170页部分内容。

三

医疗手段在基督教传播过程中的应用

近代基督教传教士抱着为上帝服务、为信仰献身的宗教精神，来到异教徒的土地上传布基督福音、上帝之爱，都不约而同地将提供医疗服务作为传教的重要手段之一。美国北长老会也历来重视医疗在传教事业中的作用，1890年，著名入华传教士雷音百（J. A. Leyenberge）在给美国总部的信中就写道：

> 学校和医疗工作是敲门砖，通过这些方式我们吸引了许多异教徒……异教徒不喜欢直接布道，对他们来说这是愚昧和无知的，他们喜欢寻找直接而实际的结果。①

---

① J. A. Leyenberge to the Board, Nov. 12ᵗʰ 1890, *Presbyterian Board of Foreign Mission, 1833—1911*, China, Vol.25, in roll 208.

1912 年长老会总部海外传教部经过调查，在其《关于长老会海外传教团的调查和故事》（*Around the World Studies and Stories of Presbyterian Foreign Missions*）一书中也记载：

> 中国是最大的医疗传教地，长老会有三分之一的医生、医院和诊所在中国。实际上，比起其他地方，美国长老会比其他组织有更多的医疗力量，我们派遣来华的第一个传教士就是医生。①

同样，来到烟台的长老会传教士，也将创办医疗事业作为重要工作内容，原因不外乎以下几点：

首先，烟台长老会传教士开办医疗事业，是保障其自身身体健康的需要。早期传教士千辛万苦、飘洋过海来到中国，在陌生的环境中，不仅要适应当地的文化环境，还要适应当地的生活环境。在相对落后封闭的烟台，生活水平无法和在美国本土相提并论，因为水土不服、环境恶劣、瘟疫流行、生活艰苦、卫生条件差，又缺医少药等原因，导致传教士们及其家庭成员的死亡率非常之高，经常处于危险之中，为他们提供必要的医疗保障成为亟

---

① Charles Edwin Bradt, William Robert King etc., *Around the World Studies and Stories of Presbyterian Foreign Missions: by a Carefully Selected Company of Studengs Who Personally Visited and Critically Investigated Most of the Foreign Mission Stations of the Presbyterian Church, U.S.*, Wichita, Kansas: The Mission Press Company, 1912. p.306.

需解决的问题。

美国北长老会传教士最初到达烟台、登州时，正值当地爆发了一场瘟疫。据一位传教士回忆：

> 当时这个好像垂死的小城，每天空中都充满了出丧哭号之声，真是触目惊心，他们初抵异域所受到的打击显然可想而知。[①]

对于初次踏上山东大地的传教士们来说，这场灾难带给他们的，不仅是心理上的恐惧，更是来自现实生活的巨大打击。在连警斋《郭显德牧师行传全集》中就记载：

> 原来在一八六一年之五月，从美国长老会来登州传教者，有干雷牧师夫妇二人（Rev. and Mrs. G. R. Gayley。笔者按，即盖利）及旦富德牧师夫妇二位（Rev. and Mrs. J. A. Danforth，即丹福斯），是登州教会已有同工四位矣。是年六月，又有倪维思夫妇二人（Rev. and Mrs. J. L. Nevius）自杭州来，加入工作。两月之间，有夫妇六人，分工合作，甚是美事。不料捻匪来寇，杀人如麻，捻匪去后，疫病大作。同时上海等处，因太平之乱，亦普行厉疫。

---

① 曲拯民：《烟台益文商专》，《山东文献》，1983 年第 9 卷第 1 期，第 14 页。

于本年之末，旦夫人病疫辞世，旦牧亦染疫在床，不可终日，须调回国养疴。上海总会，乃派梅理士夫妇前来接替，以继续其工作。梅牧夫妇正欲北上，方在中途，不幸长公子病虎疫（笔者按，即霍乱）而卒。一面干牧师由登州往烟台迎之。不幸烟台亦有虎疫，梅牧至烟台时，亦带有虎疫种子，所住之老居停，亦因染疫而卒。干牧师一面为之料理丧事，一面催梅牧及眷属速往登州进发，以避此险地。不料走至数十里之外，梅牧之二公子又因疫死于道上，不得已落于一传道士之家。干牧师在烟台料理老居停之丧事已毕，乃骑马追梅牧于中途。不料忽觉恶心作呕，乃知不利，中途无可治之药，乃兼程并进，欲至登州治病。谁知还未入登州东门，干牧师已死去多时矣。殡葬之后，干牧师之公子，又受传染病死。于是干夫人不得不带其唯一之公子速离登州，遄反回美国去矣。此时大概还未发明苍蝇乃是虎疫之母，人只知得病不治，不知其理。中国扎针之术，西洋人又不深信，故得病在身，唯有等死而已。两年之后，倪师母病得很重，倪牧不得已，亦与之一同回国养疴。盘珠上下，加减乘除，此时只余梅牧夫妇二人矣。旧管六人，新收二人，其中伤害大人二名，小孩三名，病而回国者四人，故开除实在，只梅牧夫妇二人而已。南因太平，北因捻匪，将这些传教士平空的起了这一阵大风波，更有何人不丧胆，更有何人不失志呢？现时局面全换，景象全非，梅牧夫妇，至此亦孤苦甚矣。①

以上记载，仅是登州传教士所遭受的损失，这场霍乱使烟台、登州两地共有 3 名传教士和眷属 5 人死亡。虽然郭显德、倪维思等传教士，在来中国之前，多少也接受了一些医疗知识的培训，懂得一些医疗常识，但远远不能满足和应付实际的需要：

> 郭牧师虽曾习过医术，然蒙古大夫，不可以治君子。狄师母虽自备小药厨，以备不时之需，然其中所有，不过原料之萆蔴子油，及鸦片樟脑酒之类。学生得痢疾，则以萆蔴油攻之，学生闹肚子，则以鸦片樟脑酒止之，或有山道年、加路迷之类，然不轻易发药。②

惨痛而巨大的损失，让长老会传教士们多年后想起依然心有余悸。在总结原因时，自然归结于缺乏必要的医护人员：

> 登州府自设立教会以来，十年之内，未有医院，教士有病者若不自己设法医治，必无生望。否则坐苦子到烟台求医

---

① 连警斋：《郭显德牧师行传全集》，上海广学会 1940 年，第 34 页。
② 连警斋：《郭显德牧师行传全集》，上海广学会 1940 年，第 178—179 页。另：山道年（santonin）是从菊科植物茼蒿的花中提取的化学物质，可作驱肠虫剂，对驱蛔虫有特效。加路迷不知所指何物。

施治，故往往有紧急危症，不待旋踵，即病入膏肓，不可救药者。同治元年之虎疫，是其明证。干牧旦母死于暴病，梅母哈师死于仓卒。若当时有良医在侧，虽无注射之术，亦有救急之方。无论若何困难，必不能如彼之死亡相继，传染相连，使人惶骇若此之甚也。①

因而，派遣医疗传教士、建立医院、诊所，为传教士提供必要医疗保障迫在眉睫。其实，保障传教士及其家属的自身健康问题，不独是早期长老会所面临的重大问题，也是各入华基督教差会所共同面临的重大问题，这也是为什么在 1879 年，中国内地会专门在烟台创办传教士疗养院，定期让身居艰苦地区工作的本会传教士来烟台疗养度假、恢复健康的原因。②

其次，作为一种能够长期吸引民众的慈善方式，医疗活动成为推动传教事业最有效的手段。除了面临生活上的困难，早期进入烟台的长老会传教士，还不得不面对极端敌视的社会环境。近代基督教的传播因为与资本主义的侵略扩张同时进行，不管传教士们的主观意愿如何，其宗教传播还是受到了不平等条约的保护，往往容易引发当时民众的普遍反感。为了打破僵局，吸引更多人接近基督教，这一时期的入华各新教差会普遍

---

① 连警斋：《郭显德牧师行传全集》，上海广学会 1940 年，第 178 页。
② 高登·马丁著，陈海涛、刘惠琴译注：《芝罘学校——1881—1951 年之间的历史和回忆》，齐鲁书社 2013 年，第 35 页。

开办了教育、医疗及其他慈善事业，以期获得当地民众的好感。对于缺医少药、卫生健康知识缺乏的中国劳苦大众，教会所开办的医疗卫生事业和施医舍药行为无疑更具实际意义，也更有吸引力。

早在第一次鸦片战争前后，新教各差会派往中国大陆的第一批传教士，有许多就是医疗传教士。如 1840 年抵达浙江舟山的英国伦敦会传教士雒魏琳（William Lockhart），1943 年抵达舟山、宁波的美国浸礼会第一位传教士玛高温（Daniel Jerome Macgowan），以及 1844 年抵达宁波的长老会派往中国大陆的第一位传教士麦嘉缔，都是医疗传教士。无一例外，他们主要都是通过开办诊所、施医送药的手段，打开了最初的传教局面。在宁波开办了第一座西式医院的玛高温，1844 年在《中国丛报》上发表报告，对这家医院如何促进传教工作的情况做了详细介绍：

> 宁波的传教士医院开设于 1843 年 11 月初，在开办后的 3 个月时间内，共有 650 人接受了手术治疗……为了使医院能够成为传播基督教真理的场所，每位求诊者的挂号卡上都印着几句《圣经》经文，要求他们能够记住。凡是能够看书识字的病人，都很乐于接受我们的这个要求，而且，第一个能够背出经文的竟然是个佛教僧人。我们还向病人提供宣传基督教的小册子及传单，他们把传单张贴在住处、城里的街

道，还有周边的乡村。①

从报告中我们可以看出，玛高温开办的这所医院将医疗与传教事业紧密结合起来，在诊治疾病的同时，由传教士或医生向患者传教讲道，散发宗教宣传册子，传播基督福音，借以影响中国人的宗教观念。所以有人认为，玛高温在宁波开办的这所医院，实际上就是美国浸礼会的传教站。②尽管我们现在还没有看到麦嘉缔早期在烟台所开办诊所的更详细资料，但料想也应该如此。早期入华的传教士们利用自己掌握的医学知识，帮助当地人民治病，许多人病愈之后都加入了教会。成功的案例让传教士们更加意识到医疗对传教工作的重要性，它改善了"中国人俗世的、社会的状况……博取人民的信任，由此为基础，为教会铺平了道路"③。经过传教士们的努力，效果是明显的。"庚子之后，反教风潮渐次平息，人民与教会心无隔阂，加之教会改变策略，在各地举办学校、医院及博物院等，深得人民赞赏。"④

长老会山东差会各教区所开办的医院也非常重视医疗在传教中的作用，每所医院都设有祈祷室，医生在诊治病人的同时向病

---

① *The Chinese Repository*, Feb., 1844, p.112.

② 吴义雄：《在宗教与世俗之间——基督教新教传教士在华南沿海的早期活动研究》，广东教育出版社2000年，第200页。

③ 顾长声：《传教士与近代中国》，上海人民出版社1981年，第274页。

④ 杨懋春：《齐鲁大学校史（二）》，《山东文献》1983年第9卷第3期，第53页。

人宣扬基督教。其中，长老会潍县教区乐道院医院所开展的医疗活动，就被认为"使潍县人民改变了对传教士的看法"：

> 医院之工作，可谓传道之无上法门，院中全体人员，上自医士管理，下至学生护士，无不以基督之精神，用力合作，使病人得满意之治疗，故医院之景象，甚是发达。甚至连院中工友都是基督徒，经费亦甚充足。病人在院中养病，反不觉痛苦，终日高唱圣诗。此诗乃传道员所教给者，故唱来动听，不受拘束。甚至连大夫、看护士及苦力，亦和唱数首，使外人听之，不像医院，直像礼拜堂。①

在 1896 年长老会登州教区报告中也记载，慕维甫（Walter F. Seymour）"经常在诊所和医院向病人宣传福音，一些病人表示对福音感兴趣"②。1898 年沂州教区报告也记载："同往常一样，传教士和本地助手每天在候诊室向病人传教。许多病人将宣传册子带回家，或多或少将福音真理带给家族中的其他人。"③

---

① 连警斋：《郭显德牧师行传全集》，上海广学会 1940 年，第 586 页。
② *The 59th Annual Report of the Board of Foreign Mission of the Presbyterian Church in the United States of America*, 1896. 转引自王妍红：《美国北长老会与晚清山东社会（1861—1911）》，华中师范大学 2014 年博士论文，第 149 页。
③ *The 61st Annual Report of the Board of Foreign Mission of the Presbyterian Church in the United States of America*, 1898. 转引自王妍红：《美国北长老会与晚清山东社会（1861—1911）》，华中师范大学 2014 年博士论文，第 149 页。

在长老会山东差会 1914 年向美国总部所作 1861—1913 年报告中记载：

　　就医疗工作，对大多数传教组织来说，都有这样的同感：在减轻民众的痛苦和消除社会偏见来说，医疗所起到的积极和重大作用，是难以用语言来描述的。教会所开办的医院和诊所，使得许多中国人的观念发生了转变，每年有成千上万的中国患者在医院和诊所接受了诊治。

　　……

　　每年有成千上万的中国患者到教会医院寻求医治，这自然为传播宣讲教义提供了一个非常便利的条件。在每一所医院都设有宣道员，他们负责给前来就诊的患者在等候室候诊的时候宣讲教义，每一名患者也都需要在此等候医生的诊疗。这将近 2 000 人的住院病人相比于门诊病人，对教义的理解更为深入。[1] 其中原因，主要是因为他们与医院的宣道员，以及护士和医生有更多单独交流的机会，明显的效果就是可以看到他们经常主动自愿地在星期天前往教堂提供义务服务。

　　对大多数传教点来说，有这样一个传统，在教会医院和诊所都建立了系统的宣教计划，病人们也好像在他们的家庭之外，相比于在其他地方，在医疗场所更容易接受教义的宣

---

① 根据本书第 98 页的统计，1913 年，长老会在山东的 10 所医院，共收治住院病人 2 018 人。

讲。在山东的几个宣教成绩优异的地区，没有几个不是拥有良好的医疗机构。[①]

这首先充分说明，教会医院的宗教属性是非常明确的，效果也是非常良好的，长老会海外传教部也一再强调医院应该是传教机构，医疗活动要为传教工作服务。

其次，从普遍性上来说，宗教在其传播过程中除注重"灵魂拯救"外，也注重"社会拯救"，施医给药就是其中的一种方式。宗教的重要功能之一就是"作为一种福利机构为社会提供服务"，[②]施医给药在一定程度上就是这一功能的体现。而且"使福利与服务达到一个令人满意的程度"，是某一宗教群体赖以生存的前提之一。施医给药不仅可以体现宗教的仁爱之心，而且可以引起人们对某一宗教的好感。源自印度的佛教，很早就有医疗组织；源自中国的道教，也有医病传道的传统；基督教中耶稣也通过给人看病传教，在《马可福音》《马太福音》中都有耶稣治病传教的记载。因此，近代来华新教传教士开办的医疗事业，实际上是继承了这一传统。

---

① *A Record of American Presbyterian Mission Work in Shantung Province, China, 1861—1913.* Second Edition. p.70. 此篇文献上盖有普林斯顿神学院（Library of Princeton Theological Seminary）1917 年 10 月 12 日的藏书章，本书中涉及烟台教区的部分内容，在连警斋《郭显德牧师行传全集》中有节译。

② 罗纳德·L·约翰斯通著，尹今黎、张蕾译：《社会中的宗教》，四川人民出版社 1991 年，第 410 页。

第三，在西方近代科学理论指导下发展起来的西方医学，同传统的中医相比，显现出强大优势，逐渐得到民众的认可，成为获得"华人之尊"的最好手段。早期布道的失败，使得传教士们不得不反思传教的方式，他们意识到，不平等条约可以把基督教外在的形式，如教堂等建立在中国，但无法强迫中国民众接受基督教教义。基督教要想在中国得到广泛传播，只能有两个选择：一是借取优势文化因素，即借助于先进西方科学文化来抬高基督教在中国的地位；二是对基督教进行改造以适应中国的社会文化。传教士既然不愿在教义上进行妥协，那么就唯有选择前者。[①] "传教必先获华人之尊，以为最善之法。"[②] 而第二次鸦片战争之后，中国洋务运动的兴起，也为西方科技文化进入中国、改变传统观念创造了一定条件。

西方社会在文艺复兴之后，随着自然科学的进步，医学也进入了大发展的时期，基于科学理论的生理学、病理学、细胞学、细菌学、诊断学、临床学等先后发展起来；听诊器、显微镜、X光机等的发明和应用大大提高了西医的诊断水平；对于热病的研究、内分泌的认识、血型的发现和社会医学的提倡都有了新的进展。显而易见，西方先进医学技术，无疑是获得"华人之尊"最理想的手段。相比之下，中医依然处在保守的传统经验基础之上，理论和诊治手

[①] 参见邓云：《来华传教士与近代烟台社会变迁》，华中师范大学 2005 硕士论文，第 20 页。

[②] 费赖之著，冯承钧译：《入华耶稣会士列传》，商务印书馆 1938 年，第 42 页。

段都已经大大落后于当时迅速发展的西方医学。19 世纪下半叶山东数次发生疫情，传统中医在疫情及流行性疾病面前，明显束手无策。直到 20 世纪 30 年代，关于中国卫生状况的统计还是："人口的死亡率在 2.5%，婴儿的死亡率在 50%，8% 的人受结核病的感染，而且周期性爆发的流行疫病如痢疾、天花，对生命和健康造成极大的影响，麻风在一些地区盛行，鸦片和吗啡的毒害随处可见。对基本卫生常识的无知，造成了结核病的传染和其他疾病。"① 烟台也同样如此。在西方传教士将现代医学机构和知识引入之前，烟台没有医院，甚至连一家正规的药房都没有。得病之后人们只能求助于江湖郎中和挂牌行医者，其中虽不乏医术高明者，但也难免有江湖骗子。有些顽疾，如麻风、热病等，给人们的健康造成很大危害；多次的瘟疫爆发，更是惨不忍睹，这就给西医的推广提供了空间。西方传教士来到烟台后，特别是面对鼠疫、霍乱频发、很多人死于非命的现状，他们发放药品，采取消毒、隔离等措施，有效地抑制住蔓延趋势，这无疑提高了西医的威望。通过施医舍药来改变人们对西方教会的看法，从而推进传教事业的发展。例如，1881 年，著名传教士韦廉臣（Alexander Williamson）携妻子伊莎贝拉（Isabelle）沿官道从烟台前往北京游历，走到莱州的时候，遇到一位男子，向他们祈求能否给他一些药，以治愈他的眼睛。在他们到达潍县的时候，受邀前往一户富裕人家做客，其间此家家中女眷和伊莎贝拉所交谈最

① Williamson H. R, *British Baptists in China, 1845—1952*, London, 1957, p.238.

主要的内容，就是向她咨询"哈德森医生是否可以治愈他们家小孩子的眼疾"。而当他们抵达青州的时候，在市场偶遇几名清军士兵，这几位士兵恳请他们"能否提供一些药品，以挽救他们一名兄弟的性命"。[1] 对当时的中国人来说，似乎只要是传教士，就都是医生，能医治好中国医生无能为力的疾病。近代医学的引进，无疑大大提高了传教士的社会地位，即所谓获得了"华人之尊"。这无疑对于基督教传播，起到了积极的促进作用，许多早期的基督教徒，其实就是在获得传教士的医疗帮助之后才入教的。

第四，开展医疗活动，在拉近教会与妇女、官员等特殊人群关系过程中作用明显。1865年长老会海外传教部在报告中指出：

> 登州需要一名传教士，北京也需要这样一名人员，在这些实例中，医学传教士能够通过各种途径挽救生命，同时他的专业技巧使他获得（更多机会）接近许多无法接近的人。[2]

在"男女授受不亲"的封建思想影响下，男性传教士要想接

① 伊莎贝拉·韦廉臣著，刘惠琴、陈海涛译注：《中国古道——1881韦廉臣夫人从烟台到北京行纪》，中华书局2019年，第52、87、101页。
② The 27th Annual Report of the Presbyterian Board of Foreign Mission, 1833—1911, China, 1865. 转引自王妍红：《美国北长老会与晚清山东社会（1861—1911）》，华中师范大学2014年博士论文，第137页。括号中内容为笔者所加。

近中国妇女是非常困难的。在中国，妇女不仅占人口的半数，还对其家庭成员有着巨大的影响力，妇女工作在传教中非常重要，很大程度上决定着传教工作的成败。医疗活动对打开妇女传教工作局面作用似乎更为明显。要在妇女中开展传教工作，传教士们总结出两种主要途径：

一是通过女性传教士，其实更多就是传教士们的妻子开展工作。她们可以凭借自己女性的优势，用拉家常的方式同这些妇女拉近距离。正如前述伊莎贝拉在其《中国古道》中所记载：

> 这几次旅行的目的，首先就是为了宣讲福音，就是尽最大努力将福音传播到我所能遇到的所有当地女性中去；其次，则是更广泛、更深入地了解她们，也让她们有机会了解我这个西方女性，消除她们对西方女性的神秘感和陌生感，这也将有助于下一步对她们的宗教教化，使她们对基督教的接受更为容易。
>
> ……
>
> 就曾经在印度和中国从事宣教工作的传教士们的普遍经验来看，他们一致认可一种观点，那就是：如果对当地的女性群体没有开展卓有成效的劝化和宣教工作，对整个社会的劝化和宣教是不可能获得令人满意的进展的。①

---

① 伊莎贝拉·韦廉臣著，刘惠琴、陈海涛译注：《中国古道——1881 韦廉臣夫人从烟台到北京行纪》，中华书局 2019 年，作者序言第 3 页。

二是开办诊所、医院。在性命攸关的紧急情况下，出于迫不得已的原因，传教士就有接触女性的机会。在当时各地医院的诊断记录中，就可以看到大量女性病人就诊的记录。在后文的论述中也可以看到，毓璜顶医院在开业第一年，就施治女性病人1 562人次，并为50多名女性患者进行了手术治疗。[①] 在诊疗过程中，就有可能对这些女性施加影响，继而起到传播基督教的作用。

此外，与其他布道方式相比，医疗活动给传教士提供了接触中国上层社会的另一种途径。在晚清的官员队伍中，尽管有大量依然沉浸在天朝上国观念之中的迂腐官僚，但也不乏许多思想开明、了解世界的睿智人士，比如登莱青道道台盛宣怀等。他们对基督教思想未必认同，但对于效果明显的西方近代医学还是抱有极大好感，通过医疗这一媒介，很容易拉近相互间的距离。1892年，长老会潍坊教区传教士狄乐播的第二任夫人（Mrs. Madge Dickson Mateer）就曾指出："我们正在四处交朋友，特别是以前特别憎恶传教士的上层社会中，他们经常邀请我们参加宴会，在诊所开办前，这种情况从未发生。"[②] 而在济南，"许多更高层的官员，甚至巡抚都到文璧医院（长老会在济南设立的医院）治

---

① 毓璜顶医院档案室藏《毓璜顶医院》，第8—10页。

② *The 55th Annual Report of the Presbyterian Board of Foreign Mission*,1892. 转引自王妍红：《美国北长老会与晚清山东社会（1861—1911）》，华中师范大学2014年博士论文，第150页。

病"①。随着医院知名度的提高，官绅们"也有胆量并愿意到教会医院求诊治疗，很愿意与教会医生有交情，有新教会医院落成或启用典礼之时，地方官员或士绅被请参加祝贺"②。据 1911 年美国长老会年报记载，在稽尔思（Oscar F. Hills）来到烟台接管毓璜顶诊所之后，烟台道台和山东省衙门官员曾多次接见稽尔思和视察毓璜顶诊所，肯定了他们的诊疗成绩。③ 在后文中也将看到，在毓璜顶医院开业当天，烟台镇守使、胶东道尹、巡防营管带、警察署长等当地官绅等也都踊跃前来祝贺。④

正是由于以上原因，长老会山东差会，包括烟台教区的传教士多次急切地要求美国总部派医疗传教士前来山东。1863 年海外传教部给长老会总会的报告中就指出："登州的弟兄迫切要求派遣一名医疗传教士常驻登州，因为方圆五里内没有任何医生。"⑤ 梅理士、狄考文也多次呼吁美国总会派遣医疗传教士来

---

① *The 67ᵗʰ Annual Report of the Presbyterian Board of Foreign Mission*, 1904. 转引自王妍红：《美国北长老会与晚清山东社会（1861—1911）》，华中师范大学 2014 年博士论文，第 150 页。

② 杨懋春：《齐鲁大学校史（一）》，《山东文献》，1983 年第 9 卷第 2 期，第 21 页。

③ Oscar F. Hills, et al. Shantung Mission. *The 74ᵗʰ Annual Report, Borad of Foreign Mission of the Presbyterian Church in the U.S.A.* 1911, p.150.

④ 毓璜顶医院档案室藏《毓璜顶医院》，第 7—9 页。

⑤ *The 26ᵗʰ Annual Report of the Presbyterian Board of Foreign Mission, 1833—1911, China,* 1863. 转引自王妍红：《美国北长老会与晚清山东社会（1861—1911）》，华中师范大学 2014 年博士论文，第 138 页。另，其中"五里"疑为"五十四公里"之误。

烟台。1867 年梅理士在给总会的报告中呼吁："这一地区的传教士家庭亟需医学传教士。"[1]1868 年，狄考文在给总会的信中也写道："我们焦急等待我们的医生，难道整个长老教会没有一个人愿意从事这项工作？"[2]1868 年，山东差会给美国总会的报告中也强调："教会的弟兄认识到医疗服务对传教士家庭的作用，同时将它作为传教工作的辅助工具。"[3]1870 年，在登州的长老会传教士哈丕森（E. P. Capp）也请求："派遣一名医生，将会受到热情的欢迎。"[4] 在众人的强烈呼吁之下，1871 年，长老会总会海外传教部终于派遣柏德森（John P. Patterson）来到山东，结束了山东差会长期没有医疗传教士的局面，并在此后，首先在登州教区建立了专门医院。

---

[1] Mr. Mills to the Board, *June 18th, 1867, Presbyterian Board of Foreign Mission, 1833—1911, China*, Vol.7, in roll 197. 转引自王妍红：《美国北长老会与晚清山东社会（1861—1911）》，华中师范大学 2014 年博士论文，第 138 页。

[2] C. W. Mateer to the Board, *Oct. 5th, 1868, Presbyterian Board of Foreign Mission, 1833—1911, China*, Vol.8, in roll 200. 转引自王妍红：《美国北长老会与晚清山东社会（1861—1911）》，华中师范大学 2014 年博士论文，第 138 页。

[3] *The 30th Annual Report of the Presbyterian Board of Foreign Mission, 1833—1911, China*, 1868. 转引王妍红：《美国北长老会与晚清山东社会（1861—1911）》，华中师范大学 2014 年博士论文，第 137 页。

[4] E. P. Capp to the Board, *March. 28th, 1870, Presbyterian Board of Foreign Mission, 1833—1911, China*, Vol.9, in roll 196. 转引自王妍红：《美国北长老会与晚清山东社会（1861—1911）》，华中师范大学 2014 年博士论文，第 138 页。

四

长老会在烟台医疗事业的先驱——麦嘉缔

美国长老会传教士在烟台开展医疗传教、建立医疗机构的历史，可以追溯至 1862 年。在此前一年，如前述烟台、登州爆发了一场严重的瘟疫，使得初到此地的长老会传教士遭受到重大打击。因此，作为医疗传教士的麦嘉缔从宁波被派到登州，开展医疗救助。

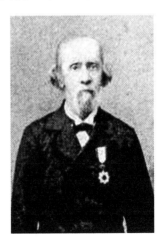

开创长老会在烟台医疗事业的
传教士麦嘉缔

麦嘉缔，1840 年毕业于美国宾夕法尼亚大学，获得医学博士学位，1843 年受美国长老会海外传教部派遣，作为医疗传教士来到中国。初期在香港、澳门活动，1844 年来到宁波建立传教点，是第一个在宁波开教的美国长老会传教士。不久，麦嘉缔在宁波佑圣观开办诊所，1846年又将其扩大为惠爱医局，逐渐打开了传教局面。在此期间，曾短期游历过山东的烟台、登州沿海地区。

在麦嘉缔抵达登州时，传教士盖利等已先后病故。倪维思告知麦嘉缔，还有五名传教士及儿童感染霍乱。经过麦嘉缔的努力，将其中四人治愈。①

此事平缓之后，因为此时烟台虽已辟为开埠口岸，但还没有长老会传教士开辟教区，于是麦嘉缔向长老会总部提出前往烟台开辟教区的请求。1862年9月，海外传教部批准了这一请求，麦嘉缔遂前往烟台。作为美国北长老会的医疗传教士，麦嘉缔的到来不但开始了长老会烟台教区的建设，也开始了长老会在烟台的医疗事业。根据记载，如果麦嘉缔从烟台前往登州为那里的长老会传教士及家属治病，在烟台的部分传教士甚至愿意陪同麦嘉缔前往，因为他们"不愿意待在离一名医生有54公里远的地方"②。这很有可能说明，在19世纪60年代开埠初期，烟台还没有其他西方医生和医疗机构，麦嘉缔不仅是长老会派驻烟台的第一位传教士，也是长老会派驻山东的第一位医疗传教士，还是有名可考的来到烟台的首位西方医生。

① Robert E. Speer ed., *A Missionary Pioneer in the Far East: A Memorial of Divie Bethune MaCartee*, New York：Fleming H. Revell Company, 1922.
② 同上。

作为一名医疗传教士，麦嘉缔并没有只将自己的工作限定在为传教士及家属服务上，还努力以医疗为手段，拉近与当地民众的距离。麦嘉缔刚到烟台的时候，传教活动颇不顺利，甚至连房子也租不到。当地商民"知其赁房，不第为行医且为传道，故甚不乐"[1]。可见遭遇阻力的主要原因，并不是行医，而是传道。经过不少周折，一直到1863年，麦嘉缔才在烟台的通申村建造了一处有四个房间的住所，作为行医和布道之用。

由于当地百姓对传教士的敌视和怀疑，麦嘉缔在烟台开展的医疗传教遇到了极大的阻力，以致40年之后的1914年，在庆祝毓璜顶医院建成的庆典仪式上，毓璜顶医院档案室收藏的英文文献 *Opening of Presbyterian Hospital*（复印件，汉译为《长老会医院开业庆典》）一书中还有以下描述：

> 美国长老会派驻烟台传教团是由麦嘉缔牧师于1862年创立，在此之前，麦嘉缔牧师在宁波及其周边乡村已有长达14年的医疗传教经历。麦嘉缔牧师能非常娴熟地使用中文书写和听说，无疑是一位非常睿智老练的传教士，但他在烟台工作的三年时间里，却一直无法找到一个适合的地方来开办一间诊所，也无法说服或吸引当地民众来接受他所提供的免费诊疗和免费药品。在那个时候，作为上海以北开埠口岸的烟台，因为

---

[1] 连警斋:《郭显德牧师行传全集》，上海广学会1940年，第162页。

邻近北京，也是刚刚经历了英法联军在北京的战斗，①老百姓心中还都是关于"外国人就是魔鬼化身"的恐惧，在当时的中国北方地区，人们大概都持这种观点。这些中国人自然也认为，来自外国的传教士无疑就是外国派到中国来的敌人或间谍。因为害怕会有什么灾异报应或受到什么阴谋的伤害，这些中国人不敢接受外国医生提供的药品和诊疗。甚至经常会看到在许多地方张贴有布告，提醒民众小心看护当地汲水的水井，以防止有外国人往井中投放毒药；以及提醒中国父母们，要小心看护好自己的小孩子，以防止被外国人所绑架。②

可以资佐证的是，同一时期抵达登州的长老会传教士狄考文也遇到了同样的难题。狄考文夫人对此的描述更为生动详细：

（当地人认为）我们这些洋鬼子，拥有一种"魔法"，能给他们施加一种不可抗拒的魔力，让他们不得不老老实实听我们的摆布。一些人进一步断言，是我们有"魔眼"，也有人认为是"巫术"。还有一些人更加明确地认为，我们是使用了一种"魔药"，我们将其混入茶水中，给那些拜访我们的客人喝。最后这种说法，可能能够更加清晰地证明一个实事，那就是有

① 这里指第二次鸦片战争。
② 毓璜顶医院档案室藏 *Opening of Presbyterian Hospital*, p.9.

许多人本来是抱着非常不友好的态度来给我们找茬的，但在和我们交流之后，反而变成了我们紧密的朋友。对于这样莫名其妙的指责，你是无法按照正常逻辑来解释的。这些谣言四处散布，搞得人们都非常的紧张。他们观察到我们经常小范围组织一些祈祷仪式，就武断地怀疑，我们正在谋划要将"魔药"混入到面粉中去，而这些面粉再由城中的小贩做成馒头或饼子，出售给当地居民食用，甚至怀疑我们会将这些"魔药"撒到居民们饮水的井中。可怜的城中那个做馒头的小贩，蒙受了巨大的不白之冤，而我们附近的那口水井，因为我们也经常从那汲水，则被淘干，以便寻找"魔药"的蛛丝马迹。我们还被告知，他们在那口井的井底，果然发现了一个用红布缝制的小包，里面装着一些粉末状的东西。鬼知道到底是谁放到井里去的，也许就是淘井的那些人，对他们来说，这足以对他们所凭空杜撰的这一恐慌画上一个圆满的句号。

……

我所创办的那个小小的寄宿制女童学校，同样也受到他们的责难。对于很多当地居民来说，我们心甘情愿地花费自己的精力来给别人谋福祉，图的是什么呢？这是一件不可思议、也不能理解的事情，说到底，一定是有什么不好的企图，这样的例子在这里不胜枚举。他们更愿意相信，我们来到中国的目的只是想"看看精彩的世界"，而选择传教士这一工作，也是因为"轻松并且收入丰厚"。相反，我们在这里进行的活动，特别是我所创办的这所寄宿制女童学校，对他们来说是枯燥乏味、浪费精力，没有任何的用处。最后，他们终于就这一怀疑，杜撰出了一种解释：我们经常将这些女孩子聚集在一起，是在训练她们保持安静，如果能聚集足够多数量的女孩子，并且将她们养的白白胖胖的，就会有外国轮船来到这里，将这些不幸的女孩子们送到一个遥远的地方，并不是将她们做成鸦片，而是将她们做成一种包治百病的"长生不老药"。就像中国的道教所宣扬的那样，这种药可以让人们延年益寿、青春永驻。具体方法是把这些女孩子投到大锅里煮，直到煮出她们身体中的一种油脂，食用这种油脂，就会产生神奇的效果。在我进出女童学校的时候，经常会看到有一群人站在一个高土坡上，从这个高土坡可以俯视我们的院子，他们是在那里监视我们，看我们会采取什么行动，来实现这一"罪恶勾当"。①

　　虽然面临如此巨大困难，麦嘉缔还是努力利用其医术为村民治病，消除他们的敌意，逐渐博得了当地人的好感，使他们从心理上开始接近外国人。根据麦嘉缔自己的记载：

---

① Helen S. C. Nevius, *The Life of John Livingston Nevius: For Forty Years a Missionary in China*, New York: Fleming H. Revell Company, 1895. 译文见刘惠琴、陈海涛编译：《倪维思在烟台——倪维思夫人回忆录》，收入《烟台往事——来自异域的记忆》，齐鲁书社 2017 年，第 94—95 页。

中国人经常会遭受突然、剧烈的胃痛，而我却可以轻易
地迅速缓解这种病痛，（通过行医）我很快便与村中许多人熟
识。一段时间以后，我们发现这里的人通常都很和蔼亲切，
而且一些对宗教的探求者经常公开宣称他们的原罪感。当我
们两年之后离开这里回宁波时，一些邻居真的流泪了。①

烟台地方史志也记载：麦嘉缔初到烟台时，正值当地瘟疫流
行。麦嘉缔以医者之仁心，施医舍药，拯救病患，在当地居民中
行医传道，对抵制霍乱的传染起了一定作用。②

但作为传教士，传教事业的处处碰壁，让麦嘉缔感到极度失
望。正巧，1865 年郭显德从登州转往烟台，于是麦嘉缔将烟台教
务交予郭显德之后，回到宁波继续传教工作。

麦嘉缔在烟台的医疗、传教工作虽然没有收获理想的硕果，
但对后续北长老会传教士在烟台开展传教工作，特别是近代西方
医学在烟台乃至山东的推广传播，还是起到了开拓性的作用。这
也就是为什么毓璜顶医院 1914 年开业盛典，回顾北长老会在烟
台开展的医疗事业历史时，首先想到麦嘉缔的原因。追根溯源，
毓璜顶医院的辉煌，源自麦嘉缔时代的艰辛。

---

① Robert E. Speer ed., *A Missionary Pioneer in the Far East: A Memorial of Divie Bethune MaCartee*, New York：Fleming H. Revell Company, 1922.

② 山东省烟台市政协文史资料委员会、《烟台文史资料》编辑部编:《烟台文史资料》1993 年第 18 辑，第 162 页。

　　自麦嘉缔之后，美国长老会总部先后派出多位医学传教士来到山东，仅往登州教区，就先后派遣多次，情况如下表：

医学传教士姓名	在登州起止时间	归　宿
柏德森（John P. Patterson）	1871—1872	回国
卜立斯（Solon C. Bliss）	1873—1874	回国
安姑娘（Miss Sarah Jean Anderson）	1877—1879	回国
克利斯（Miss A. D. H. Kelsey）	1878—1883	不详
聂会东（James B. Neal）	1883—1890	前往济南
满乐道（Robert Coltman）	1890—？	转往北京
慕维甫（Walter F. Seymour）	1893—1929	不详

　　除烟台教区之外，长老会山东差会几乎在其所划分的山东其他 9 个教区都建立了医疗机构。根据统计，在 1883—1911 年间，北长老会共派出 25 名医疗传教士，在登州、潍县、济南、济宁、沂州、峄县等地建立了多所教会医院。① 但让人非常费解的是，烟台教区作为长老会山东差会的重镇，自麦嘉缔离开，至 1899 年之前，在长达 34 年时间里，美国长老会总部竟然没有派遣一名医学传教士到此。1908 年，72 岁的长老会著名传教士狄考文，在烟台审定官话《圣经》时，得腹泻病，因烟台没有医治条件，

---

① 相关内容详见王妍红：《美国北长老会与晚清山东社会（1861—1911）》，华中师范大学 2014 年博士论文，第 137—148 页。

转往青岛治疗，终因耽误病情不幸去世。当时就有人感慨：狄考文身体一向强健，若当时长老会在烟台有较为完善的医疗机构，狄考文可以就近治疗，也不至于早逝。长老会总部之所以长期未在烟台设立医疗机构，其中原因，极有可能是作为山东唯一的开埠城市，烟台相较长老会山东差会其他 9 个教区有着较为丰富的医疗资源可资利用。

首先，法国天主教会在烟台建有较为完善的医疗机构。第一次鸦片战争结束之后的 1846 年，法国天主教传教士就来到烟台。1860 年，法国天主教会方济各会在烟台市区崇实街 4 号开办了天主堂施医院，这是烟台最早的西式医院，也是烟台第一家慈善医院。1891 年，又在烟台市区大海阳河西崖 23 号安多尼修女院内创办了安多尼门诊所；1917 年，还增设了麻风病院。[①] 天主堂施医院经多次拨款捐助，至 1937 年已建成有 65 张病床和司药室、化验室、手术室、X 光室、助产室等设备齐全的综合医院，改称"法国医院"，即今天之烟台山医院。据《烟台概览》记载：

> 施医病院：一处设于一区爱德街，名为天主堂施医院（俗称法国医院），成立于民国纪元前五十二年，为烟埠慈善医院成立最早者；一处设于大海阳村，名天主堂医院分院，于民国前二十一年成立。两院事务，皆由梅女士（法国人）

---

① 一说麻风病院建于 1906 年。

主持。医院宗旨，专事救治一般贫病平民，不收诊费，每年施诊男女共达两万余人。

……

麻疯病院：其大海阳村病院内附设有麻疯病院，于民国六年开设，专司救济患有麻疯病者，俾与社会隔离，免致传染他人，由该教董煦司铎（法国人）及梅女士（法国人）任医师。现时住院人数，共三十余名。入院后，不准任意外出。至其治疗方法，迄无收效成方，只可服攻毒药剂，以减轻患者痛苦，再使用隔离及消毒等法，防避传染外人。①

其次，中国内地会在烟台建立的传教士疗养院和芝罘学校，也设立了较为完善的附属医疗机构。1879 年，中国内地会的创始人、英国传教士戴德生（James Hudson Taylor）因病来烟台疗养，赖烟台适宜的气候，不久身体痊愈，遂决定在烟台建立一所专门的传教士疗养院。此后又建立了被称为"苏伊士运河以东最好英文学校"的芝罘学校，从为学校师生和传教士服务的目的出发，设立了较为完备的医疗设施。根据《芝罘学校——1881—1951 年之间的历史和回忆》的记载：

值得庆幸的是，芝罘学校有自己的医院（位置就在疗

---

① 刘精一编：《烟台概览》，复兴印刷书局 1937 年，第 71 页。

养院后面的山坡上，与疗养院隔条小路）和医生护士等人
员。霍格（A. Hogg）医生作为校医为芝罘学校服务达25
年，直到1928年才退休。接任者是迪克森（J. R. Dickson）
医生……还有一位校医就是祝名扬的儿子祝康宁（Frederick
Judd）医生，他是芝罘学校最早的学生之一，既是学校的执
行校长，也担任校医职责。他的接任者是来自新西兰的霍伊
（A. N. Howie）医生，即使在芝罘学校师生被日本侵略者监
禁时期，也是学校校医。①

中国内地会的这所医院，并非仅仅对内服务，也向社会提供
服务。英国浸礼会传教士法思远（Robert Coventry Forsyth）1912
年主编的《山东——中国的神圣省，关于其历史及其他资料统
计、天主教和基督教传播、基督教殉道者和先驱者等的报告汇
编》一书中就记载：

中国内地会在烟台开展的其他工作，就是设立了一所
医院，特别对那些来疗养院休养的传教士和芝罘学校的师
生，提供非常细致周到的服务，配备了受过专门训练的护
士，以及经验丰富的医生。1901年，在芝罘学校校园的南

① 高登·马丁著，陈海涛、刘惠琴译注：《芝罘学校——1881—1951年之间的历史
和回忆》，齐鲁书社2013年，第86页。

面山坡上，还建立了一座独立的医院，专门收治各种传染病人。中国内地会在烟台还设立了一所专为当地人诊治疾病的医院和药房，每年大约能诊治 10 000 人次，其中住院治疗 200 人左右。①

1890 年，苏紫兰（Harrier Sutherland）在毓璜顶创办小诊所时，也得到过中国内地会医生韦利森（Dr. Wilson）的帮助。②

在中日甲午战争期间，中国内地会的这所医院，还主动为受伤的清兵提供服务，为此还得到了清廷的嘉奖：

> 当时受命率军队驻扎在烟台的中国军队最高长官是宋将军。杜思韦特（Douthwaite）医生当时是代表中国内地会处理烟台方面事物的负责人，他同宋将军个人，以及他的家人之间，都保持有密切良好的关系。甲午战争中国战败之后，杜思韦特医生发现宋将军对即将可能到来的危机几乎没有任何的准备，于是就将国际慈善机构红十字会的一些情况介绍

---

① Robert Coventry Forsyth, *Shantung: the Sacred province of China, in Some of Its Aspects, Being a Collection of Articles Relating to Shantung, Including Brief Histories with Statiatics, etc.,of the Catholic and Protestant Missions and Life—sketches of Protestant Martyrs, Pioneers.* 译文见刘惠琴、陈海涛编译：《烟台往事——来自异域的回忆》，齐鲁书社 2017 年，第 32 页。
② 连警斋：《郭显德牧师行传全集》，上海广学会 1940 年，第 191 页。

给他。同时，杜思韦特医生也表示愿意以个人的名义给宋将军提供帮助，可以将一些伤员安排在烟台中国内地会疗养院的医院治疗。宋将军对在危机时刻能得到他的帮助，替自己分忧解愁的行为，表示了极大的感谢。

在日本侵略军对威海卫海岸堡垒发动攻击之后，疗养院医院就开始接受第一批伤员，这批伤员是在2月3日到达烟台的，他们在路上走了6天。在4日以及之后的几天，伤员大量到达，以后每天不断，一直持续到3月24日。大约有160人在这里得到医治，其中除4人因伤势过重死亡外，其他人经过治疗都得到了很好的康复。

在那个寒冷的季节里，伤兵们在温暖的中国内地会疗养院里，接受到专业的医疗救治，以及可口的食物供应和基督徒的悉心照料，这些都产生了良好的示范效果。[1]

在另一部反映这段历史的文献中也记载：

阿瑟·杜思韦特医生，当时是中国内地会在烟台设立的传教机构的负责人，他建立了一个救助站，将传教团的医院作为救助中国伤兵的场所。在烟台的各西方人士和机构也

---

[1] 高登·马丁著，陈海涛、刘惠琴译注：《芝罘学校——1881—1951年之间的历史和回忆》，齐鲁书社2013年，第67页。

纷纷伸出援助之手，提供毯子、布匹、食物和药品等，处于悲惨境地的中国伤兵都得到了尽可能的帮助。在战争结束之后，杜思韦特医生还因此荣获了一枚由清王朝的光绪皇帝颁发的双龙勋章。①

第三，英国浸礼会在烟台也设立了医疗机构。在上述法思远主编的《山东——中国的神圣省，关于其历史及其他资料统计、天主教和基督教传播、基督教殉道者和先驱者等的报告汇编》一书中，收录有山东英国浸礼会 1960—1911 年发展报告，其中就记载：

> 威廉·布朗（William Brown）医生于 1870 年到达烟台，他医术娴熟，在其他方面也很有能力。他很快掌握了简单中文，并迅即开始了医疗工作，由钟牧师帮助其克服语言沟通方面的障碍。他还培训出了几名中国医务人员，其中主要的是钟牧师和李先生。李先生后来成为曾一度极端排外的黄县城里的外科医生，对在那里组建教会帮助极大，该教会现也归美国南浸信会管理。另外，布朗医生还在烟台建了一所医

---

① Norman Cliff, *A History of the Protestant Movement in Shandong Province, China, 1859—1951*. 译文见刘惠琴、陈海涛编译：《烟台一瞥——西方视野下的开埠烟台》，齐鲁书社 2015 年，第 130 页。

院，该院最近仍在开办，由烟台的医疗官员负责。①

第四，设立在烟台的东海关，也有自己的医疗机构。英国劳埃德公司 1908 年出版的《二十世纪初香港、上海以及其他中国通商口岸城市印象：历史、人物、商业、工业和资源》一书，在介绍烟台时就提到：

> 挪威领事馆：奥特·格鲁森（Otto K. R. Gulowsen）先生，任挪威驻烟台领事，同时还兼任清帝国烟台东海关的医务官和烟台总医院的外科大夫，此外还担任瑞典领事。②

曲拯民在《烟台毓璜顶医院与护士学校》中也提到，20 世纪 20、30 年代短期在毓璜顶医院和护士学校工作的加拿大籍护士 Clair Malcolm，其父亲就是烟台港口检疫兼海关医生。③

在长老会山东差会 1914 年向美国总部所作 1861—1913 年发

① 译文见郭大松：《中西文化交流的先驱和桥梁》，人民日报出版社 2007 年，第 170 页。
② Arnold Wright, H.A. Cartwright, *Twentieth Century Impressions of Hongkong, Shanghai, and other Treaty Ports of China: Their History, Commerce, Industries and Resources.* London: Lloyd's Greater Britain Publishing Company Ltd., 1908. 译文见刘惠琴、陈海涛编译：《烟台一瞥——西方视野下的开埠烟台》，齐鲁书社 2015 年，第 140 页。
③ 曲拯民：《烟台毓璜顶医院与护士学校》，1986 年自印本，第 40 页。

展状况报告中也提到：

> 从 1862 年到 1865 年，麦嘉缔牧师来到了烟台，从登州到这里需要三到四天的时间，一旦遇到急症，也至少需要两天时间才能将病人送达。好在一旦发生这样的事情，服务于这个城市港口的医生，以及这里的其他传教组织的医生，也可以提供医疗服务。①

连警斋在其《郭显德牧师行传全集》中，在总结登州教区早年工作时也提到：

> 登州府自设立教会以来，十年之内，未有医院，教士有病者若不自己设法医治，必无生望。否则坐苦子到烟台求医施治，故往往有紧急危症，不待旋踵，即病入膏肓，不可救药者。②

此外，1881 年，在韦廉臣夫人伊莎贝拉开始他们从烟台到北京旅行，行至莱州的时候：

① *A Record of American Presbyterian Mission Work in Shantung Province, China, 1861—1913*. Second Edition, p.88.
② 连警斋：《郭显德牧师行传全集》，上海广学会 1940 年，第 178 页。

有一个相貌很是英俊的男子向我们祈求，能否给他一些药，以治愈他的眼睛。他对我们说，他是一名石雕工匠，但是现在他的眼睛又酸又痛，已经几乎不能再从事雕刻工作了，这会让他的家庭陷入困境。我们建议他应该尽快去烟台诊治，在那儿他的眼疾很有可能就能治愈。①

这两条记载都说明，在当时的烟台，是有西式医院的，当然这一时期，长老会还没有在烟台建立自己的医疗机构。

由此可见，美国北长老会总部自1865年麦嘉缔离开烟台，至1899年之前，在长达34年时间里，之所以没有派出专门的医疗传教士来到烟台教区，是考虑到烟台教区的传教士可以倚靠当地其他机构的医疗资源来保障自身的健康。在倪维思夫人的回忆录中就记述，在倪维思弥留之际，就是中国内地会的杜思韦特医生来给他看病的。② 以上对这一原因的梳理，其实也是对长老会毓璜顶诊所及医院建立之前，烟台西医医疗机构现状的一个总体概述和背景介绍。

---

① 伊莎贝拉·韦廉臣著，刘惠琴、陈海涛译注：《中国古道——1881韦廉臣夫人从烟台到北京行纪》，中华书局2019年，第52页。
② 刘惠琴、陈海涛编译：《烟台往事——来自异域的回忆》，齐鲁书社2017年，第114页。

五

毓璜顶医院的萌芽——郭显德与苏紫兰诊所

　　北长老会山东差会烟台教区一直没有属于自己的医疗机构，或者说自麦嘉缔之后，一直没有开展医疗传教。这一窘境在 1890 年由于苏紫兰的出现而得到改观。但要说到苏紫兰，则必须要首先提到著名长老会传教士郭显德。

　　郭显德是烟台近代史上最具影响力的传教士，是长老会烟台教区乃至山东教区的开创者和长期领导者，曾与戚继光、王懿荣等并列，被誉为烟台八大历史名人之一，也是其中唯一的一位外

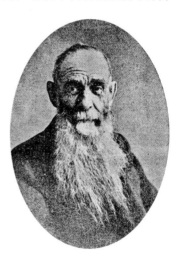

郭显德牧师

国人。郭显德在烟台以及海内外都有极大影响，哪怕在义和团运动"排洋除教"的狂热风暴中，依然获得了"洋人不杀郭显德"的特殊待遇。而在 1906 年在美国召开的长老会大会上，郭显德更被推选为长老会总会会长，并受到时任美国总统罗斯福的接见。美国长老会对其在华工作成绩高度评价："43 年前，他（郭显德）开始传道工作，当时的中国之行是一项极为艰难的工作，但是他不仅乐于与艰难困苦为伍，而且愿意在必要的情况下终老中国。他成为中国北方伟大的传教士，在我们的教会总会里，自此三百年中如果有谁能够名留青史，唯一的人选就是郭显德博士。"1920 年郭显德在烟台逝世，在其墓碑上盖棺论定："来烟台五十六载，传福音足遍山东，如巴拿巴被圣灵充满，大有信心。历险阻而不顾，置死生于度外，作盐作光，济世济人，设教

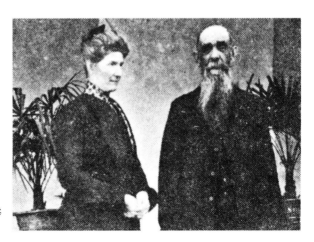

苏紫兰与郭显德
合影

兴学，成绩昭著，施洗信徒不下三千。今牧师功圆果满，等返天国，其衢范遗训，永垂不朽。"[1] 也是极尽褒扬之辞。

作为郭显德第三任夫人的苏紫兰，原为一名加拿大长老会女传教士，幼年随父亲自苏格兰移民加拿大，曾在多伦多一家医院学习护理。1888 年，加拿大长老会派遣两对传教士夫妇及苏紫兰小姐前往中国，准备在河南省开办医院和学校。来到中国后，苏

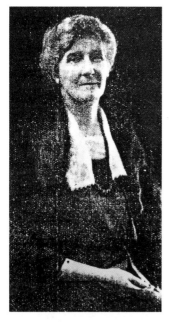

毓璜顶诊所的创办者苏紫兰

紫兰先赴山东烟台学习中文。此时正值郭显德的第二任妻子玛丽·尼克森（Mary Nixon Corbett）病重卧床，而郭显德又忙于传道工作，无暇照顾。苏紫兰便时常陪伴玛丽，亲侍汤药，周到照顾。玛丽去世时，郭显德正在巡回布道途中，匆忙赶回烟台办理后事。此时郭显德第一任妻子所生的两个女儿已回美国读书，第二任妻子所生子女尚且年幼，还需要抚养照顾。为了让郭显德安心巡回布道，苏紫兰毅然承担起照顾郭显德子女这一任务。1889 年，郭显德与苏紫兰结婚。1890 年，为

---

① 此道墓碑，现保存于烟台警备区院内。

发挥自己的专长，苏紫兰在毓璜顶长老会所办教会学校文选小学附近，创办了一家诊所。最初主要是为教会学校的师生服务，此后服务范围逐渐扩大，甚得教友及居民敬重。[①] 虽然这只是间小小的诊所，但它重新开启了长老会在烟台的医疗事业，也成为日后毓璜顶医院的萌芽。

关于这一段历史，因为档案文献的缺失，目前所能看到的资料非常有限，记载也非常简约。可见的最早记录是 1914 年郭显德亲自撰写的长老会山东差会烟台教区 1863—1913 年度总结报告。根据连警斋的翻译，在其第三部分《医院之工作》中，记载有以下内容：

> 第三郭师母苏紫兰女士，昔在美国之淘浪头埠（Toronto）[②] 习学护士，故对于医药之配剂，及治疗方法，多有经验。来华后，以看护第二郭师母有功。第二师母去世，郭牧深感其大德，乃与之结婚，成为第三郭师母矣。第三师母既有医药知识，即在烟台教会中开办一小药房，为教会小儿不时之救济，甚见效验，教友多感激之。时长老刘寿山，亦深觉教会医院为当务之急，故每年捐助美金一百元，以济其成。又请李可受先生为助手，以应付一切。并敦请一内地会大夫韦利森先生（Dr. Wilson）帮助看病。自有此举，教内教外之人，咸利

---

① 魁格海著，小光译：《掘地深耕：郭显德传 1835—1920（在华 56 年的宣教士）》，台湾改革宗出版有限公司 2007 年，第 194 页。

② 所谓"淘浪头埠"，即现在加拿大城市多伦多。

赖之。而教外之人特别感激，转其故心，多送小儿前来治病。治愈之后，即在医院庭除之中、小花园之内，群相嬉戏，习以为常。郭师母即利用时机，为之设种种方法，以联络之，常来玩耍，以故群儿视医院如同家庭。郭师母可为之布置恩物以奖励之、鼓舞之，教其歌唱游戏。日久天长，小医院俨然成一幼稚园矣。毓璜顶教会之有幼稚园，以此为起始点。而毓璜顶之大医院，亦郭师母之小医院造其端也。

数年之后，郭师母因有家庭训育之重担，不能兼顾他事，乃请库教士专理其事，又请张书江助理其事。又数年之后，库教士调迁青岛，乃独留张书江主持其事，直至一九零八稽大夫来，扩大规模，分科治事，成立毓璜顶医院。郭师母始息仔肩，幼稚园亦同时独立，分道扬镳，各奔前程。故今幼稚园与医院，人徒知其发达增长，子大于母，而不知此二大组织，皆第三郭师母所生之姊妹花也。①

这是目前已知最早记录毓璜顶医院的资料，也是苏紫兰创办毓璜顶诊所的最早记录，并且系郭显德自己所撰写，应该有一定的可信度。

其中所提到的刘寿山，字鹤亭，是郭显德在烟台所吸收的最早基督徒之一。刘寿山1863年出生于山东莱阳，八岁时随寡母

---

① 连警斋：《郭显德牧师行传全集》，上海广学会1940年，第191页。

至烟台谋生。经一英国商人推荐，自 1872 年起跟随郭显德学习，1878 年 11 月入登州文会馆并加入教会。1880 年自登州文会馆肄业后随郭显德在乡间布道。1881 年正式毕业后在烟台教会充任教习，教授科学。1884 年被推举为教会执事，掌管捐款账目及办理杂事，且于安息日登台讲道。稍后，受世界青年会总干事穆德（John R. Mott）启发，入教士馆（即神学院）学习一年后，到乡间布道，后因胃病重返学校教书。为拓展生活门径，刘寿山在烟台开办花边发网工厂，经营房地产，收入颇丰。刘寿山是美国北长老会早期在烟台所发展信徒中的杰出代表，积极支持中国教会自立，为划清与教会的关系，他"计画酬恩办法，将自己在烟台教会与在登州教会读书一切伙食、教员薪水，本利合算，悉数交还差会，作为奉献之各尔板，以备帮助别人，从此便脱离教会之恩籍，成为中国之自由基督徒矣"。① 德国占领青岛后，1901 年刘寿山携夫人迁往青岛，在北京路购买房屋，并联合周书训、谭海峰等，在此建立自立教会。其后，他还经常捐款给山东中华基督教会和基督教青年会，据记载："计自民国元年至民国十七年，共捐济南山东中华基督教会大洋五万二千三百五十元，自光绪二十八年至民国十七年，共捐青岛中华基督教会大洋八万五千五百元。"② 刘寿山去世于 1935 年，其一生从事近代工商业所得资金，大多用于资助教会事业，为中华基督教大会的成立做出了重要贡献。

---

① 连警斋:《郭显德牧师行传全集》，上海广学会 1940 年，第 500 页。
② 连警斋:《郭显德牧师行传全集》，上海广学会 1940 年，第 501 页。

上文所述的"库教士"，即 Miss Effie B. Cooper，又称库医生，是长老会美国总部自 1865 年麦嘉缔返回宁波后，于 1899 年派往烟台教区的第一位女性医疗传教士。库医生来到烟台教区后，即帮助苏紫兰料理毓璜顶诊所，有资料显示，库医生在烟台期间，到农村巡诊病人达 500 多人次。[①] 在 1908 年稽尔思抵达烟台前夕，库医生奉调离开烟台迁往青岛。

上文提到的张书江，名峰青，生于 1872 年，山东牟平人，也是一名基督教徒。曾在登州文会馆学习生物及西药学，1900 年后，协助库医生在毓璜顶诊所工作。毓璜顶医院建立后，继续留院服务，在门诊部和手术室工作，兼职在毓璜顶医院附属护士学校教授药品学、毒品与解毒学，后改任医院药剂师。20 年代之后在毓璜顶医院负责病人登记挂号、保存病历及对外联络等工作，1942 年日伪接管医院后退休。1952 年，张书江在烟台去世。

此外，1936 年苏紫兰去世之后，连警斋撰写了《第三郭师母之历略及其子女》，略述这段历史，大致内容近似：

> 夫人所出，皆长成后，均能自立，即有余暇，仍理其医药生涯，多作慈善之行，以治有病之人，先开一小药房，供教会之服役。该时教会尚未有医院，有病者，即赴东山稻医

[①] *The 65th Annual Report of the Board of Foreign Mission of the Presbyterian Church in the United States of America*, 1902, p.91.

士处求治。往来二十余里，动颂半日工夫。故教友学生，多裹足不前，死于疫疠，亦不求医治。自有师母之小药房，全教会之教友、学生、夫役、友朋赖之，以得其济者，为数甚夥，而妇女儿童之被治得庆更生者，亦实繁有徒。夫人于忙乱之余，辄思得一外国大夫，富有资产，创办一毓璜顶医院。未几有稽大夫者，来自美国，携资建筑毓璜顶医院，规模宏大，功程浩繁，设备完全，技术精良，不第为烟台第一，抑且为山东无二。人徒知今之毓璜顶医院为岳阳楼之大观，而不知饮水思源，即在山下出泉之第三郭师母苏紫兰夫人也。[①]

目前所看到的关于苏紫兰创办毓璜顶诊所的历史文献，大致就是这些，虽来源各异，但内容基本相同，可以互证史实基本如此。后期出现的其他一些文献提及此事，表述内容也都不出其左右，无疑信息源头都在于此。由此我们基本可以确定：1890年，苏紫兰在本地基督教徒刘寿山和中国内地会医生韦利森的帮助之下，在位于毓璜顶的长老会所创办之教会学校文选小学附近，创办了一间诊所。最初主要为教会内部和学校的师生服务。1899年库医生抵达烟台后，代替苏紫兰负责诊所业务，并得到本地基督徒张书江的协助。后库医生奉调前往青岛，张书江独立支撑诊所，直到1908年，稽尔思来到烟台，接管诊所，并以此为基础，

---

① 连警斋:《郭显德牧师行传全集》，上海广学会1940年，第663页。

创建了毓璜顶医院。

上述文献都特别强调了一点：虽然苏紫兰创办的毓璜顶诊所规模很小，但却是毓璜顶医院的萌芽和基础。饮水思源，没有苏紫兰的毓璜顶诊所，就不可能有日后毓璜顶医院之大观。连警斋在回顾毓璜顶医院创办历史时，也明确记载苏紫兰"为烟台教会医院之创始者"。①

就目前所见关于苏紫兰创办毓璜顶诊所的资料中，涉及郭显德的并不是很多。但作为长老会烟台教区乃至山东差会长期的领袖，郭显德为基督教在山东的传播做出了突出贡献。他是19世纪60年代长老会首批来到山东的传教士中当时硕果仅存的一位（另外几位著名传教士，倪维思去世于1893年，梅理士去世于1895年，狄考文去世于1908年），德高望重，无人比肩，在中外各界拥有极高威望。长老会早期在烟台所开展的诸多事工，绝大多数与郭显德都有密切关系。在苏紫兰创办毓璜顶诊所的过程中，郭显德对毓璜顶诊所的支持自不待言。在1914年郭显德亲自撰写的长老会山东差会烟台教区1863—1913年度总结报告中，就毓璜顶诊所的缘起及发展成为毓璜顶医院的这一过程就有详细描述，并明确指出："毓璜顶之大医院，亦郭师母之小医院造其端也。"《掘地深耕：郭显德传1835—1920（在华56年的宣教士）》一书在列举了长老会烟台教区所开展的一系列事工，包括毓璜顶医院后，就强调：

① 连警斋：《郭显德牧师行传全集》，上海广学会1940年，第304页。

以上所列举的，有特定的几项郭显德并没有直接参与，只是给予他们道义上的支持，但大部分的项目郭显德与他们的关系密不可分，无论是在过去的历史还是现阶段的发展，都是如此。①

而在连警斋《郭显德牧师行传全集》中也强调：

实在的有许多事体，不必郭牧亲自过问，但有许多事体，因与郭牧有直接关系。办事在即，想欲脱离郭牧之风化、指导及标准、名誉，而亦有所不能。郭牧所服务之教会，亦不能拘束其行为与监督。他种可以举行之事案，每来请示时，无不尽心力以助其成。此乃烟台教会生活实在特别之美德。②

1915年郭显德80岁生日时，社会各界举行了隆重的庆祝活动。1935年郭显德诞辰100周年之际，烟台教会也组织了纪念活动。连警斋《郭显德牧师行传全集》分别收录有《郭牧八旬荣寿烟台教会报告书》《郭牧百年寿辰山东各区教会一览》。在这些为纪念郭显德诞辰而专门组织编写的资料中，毓璜顶医院的创建历程和发展现状，也都赫然在列。

---

① 魁格海著，小光译：《掘地深耕：郭显德传1835—920（在华56年的宣教士）》，台湾改革宗出版有限公司2007年，第138页。
② 连警斋：《郭显德牧师行传全集》，上海广学会1940年，第93—94页。

六

稽尔思与毓璜顶医院的创建

从一个小小的诊所，发展成为一所"烟台第一，山东无二"的大型综合性医院，这完全是稽尔思的创举。

稽尔思（在毓璜顶医院的部分历史记载中，也见有译为"希尔思"或"希尔"。但在最早的中文资料中，则被译为"稽尔思"，且"稽尔思"更为常见），美国宾夕法尼亚大学医学博士，关于其生平，文献资料中的记载并不多。所幸曲拯民先生据称采访了稽尔思后人，并有如下描述：

希医生（1879—1951，即稽尔思）的祖先为严守基督教信仰，克苦、勤俭、自恃的人，所谓清教徒者。于1625年前后为逃避宗教迫害，自英国移民来新大陆定居，但最早的一批已于1620年到达。后来由于新移民之间彼此在信仰上发生歧见，也许因东北气候寒冷，甚至为寻找较肥沃宜于耕种之地，逐渐向西南方移殖。总之，到了希医生时期，希家祖先在宾州择地定居日久，因此他出生宾州。背景与传统如此，笃诚的态度世代绵延，父亲职业牧师，母系家庭则颇富有。大学时期，结识一位牧师的女儿，同班又同年，双方家长巧同职业，不久，立誓白首之约。后来他转入宾州大学读医科，宾大设于宾州的费城，1740 年为弗兰克林所创。当年的费城是美国人口最多，最富裕繁华之地，宾大尤为出色、著名。读毕，实习期过，完婚，游世界一周。返后，阅长老会公报，谓中国北方一新辟港口烟台市，人口增长中，急需一间现代化的医院等情。夫妇读毕，颇为所动，立下宏愿，决心将所学献与中国。当时，或经双方家长之助，先获美国长老总会同意，并向洛克斐勒家族呼吁，获得经济支持的承诺，加上美国各地长老会民间团体和工商界人士的援助，计划遂粗成。洛氏经营煤油业成功，时已成巨富，一向拨余利之部分来资助慈善事业。后来事实证明洛氏不独拨款予烟台毓璜顶医院充初期的建设费，也多次帮助过常年的经费。①

这一记载，虽然产生时代较晚，但很珍贵。曲拯民先生出生于基督教家庭，童年及小学、中学均在烟台教会学校度过。父亲

① 曲拯民：《烟台毓璜顶医院与护士学校》，1986 年自印本，第 6—7 页。

曲子元为当时烟台基督教会领袖，曾任长老会所创办教会学校真光女中校长。因家庭关系，曲拯民与当时长老会传教士及其家属多有交往，又热心烟台文史，不遗余力与当时的传教士后人联络采访，拾遗补缺，极大地弥补了档案材料的不足，填补了烟台开埠历史的诸多空白。

关于稽尔思前来烟台的原因，在前述曲拯民采访稽尔思后人的记述中，是因为"阅长老会公报，谓中国北方一新辟港口烟台市，人口增长中，急需一间现代化的医院等情。夫妇读毕，颇为所动，立下宏愿，决心将所学献与中国"。但在英国人阿美德撰写于1936年的《图说烟台（1935—1936）》一书中，则明确记载是由于郭显德的力邀：

> 毓璜顶医院，是目前烟台最大的医院，追溯它的建立，与美国传教士郭显德牧师（Dr. Hunter Corbert, D. D.）有很密切的关系。郭显德牧师是老资格的传教士，他意识到，如果在烟台这样一个长老会基地城市建立一座医院，对于长老会的传教事业将有非常必要的推动作用。因此，在1906年他休假期间，郭显德牧师碰巧遇到了刚刚从美国宾夕法尼亚大学的医学院毕业的希尔思博士夫妇（Dr. Oscar F. Hills），就将他的这一宏伟计划告诉了他们，并引起了希尔思博士夫妇的兴趣。在1907年，希尔思博士夫妇被美国长老会任命为传教士，启程前往烟台，并于次年到达烟台。在希尔思

博士初来烟台学习语言期间，在郭显德夫人的帮助下，首先开始了培训护士的工作，同时还开设了一个小诊所。在认真细致的计划之后，一座以美国规范和标准建设的现代化医院终于创立了。此后，在门诊部大楼上又加盖了第三层，用作美国护士的宿舍。两年以前，又有一座漂亮的新建筑建成使用，这是一座专为中国护士修建的大楼，楼下是教室，楼上则是宿舍。①

此外，《图说烟台（1935—1936）》一书在讲到烟台长老会传教团时还记载：

> 郭显德牧师还对烟台教区的医疗卫生事业做出了巨大的贡献。在他的劝说之下，希尔思博士（Dr. O. F. Hills）在1907年加入了长老会传教团，并创建了毓璜顶医院。②

遗憾的是，对于阿美德的这一记载，目前在毓璜顶医院的早期文献中还没有找到旁证，但郭显德作为长老会烟台教区长期的实际负责人，必然是毓璜顶医院建设最主要的推动者之一。哪怕

---

① 阿美德著、陈海涛、刘惠琴译注：《图说烟台（1935—1936）》，齐鲁书社 2007 年，第 154 页。
② 阿美德著、陈海涛、刘惠琴译注：《图说烟台（1935—1936）》，齐鲁书社 2007 年，第 165 页。

阿美德的这一记载有误，烟台教区作为长老会的海外教区之一，定期将相关情况报告长老会总会并在教会公报上刊载，或交流沟通、或寻求帮助，这是教会的传统和要求。将烟台教区的需求在教会公报上发布，只能是郭显德所为，至少是其所认可的行为。稽尔思自 1908 年来到烟台，遂开始毓璜顶医院的筹建，终于在 1914 年全面建成开业。这一时期，郭显德一直是长老会烟台教区的实际负责人，毓璜顶医院的建设，至少是在郭显德的领导之下完成的。

1907 年，稽尔思夫妇来到中国后，首先在北京学习语言，第二年抵达烟台。此时，库医生已奉调前往青岛，稽尔思遂接管毓璜顶诊所，开始医疗服务。有文献记载，清宣统元年（1909），烟台长老会著名传教士韦丰年（George Cornwel）忽染病，"虽有稽大夫竭力救治，无奈病入膏肓，不可救药"。[1] 1912 年，烟台、大连间爆发严重鼠疫，稽尔思带领毓璜顶诊所积极投身防疫工作，散发防治鼠疫的宣传品，采购针对治疗鼠疫的药品，并作为港口医生，工作了三个月之久，为成功消除鼠疫蔓延贡献良多。[2]

与此同时，稽尔思开始积极筹备医院建设。因为资料缺失和过去疏于收集整理，目前对于毓璜顶医院创建历史的了解，还有

---

[1] 连警斋:《郭显德牧师行传全集》，上海广学会 1940 年，第 280 页。

[2] Oscar F. Hills, et al. Shandung Mission, *The 75th Annual Report of the Board of Foreign Mission of the Presbyterian Church in the United States of America,* 1912, p.186.

许多疑惑和空白。笔者在广泛搜罗史料的基础上，尝试就其中一些问题，进一步丰富完善、纠正偏差：

1. 毓璜顶医院建设资金的来源

根据上述曲拯民的描述，毓璜顶医院的创建经费主要是得到了美国洛克菲勒基金的支持，但相关内容在早期文献中找不到依据，只知道从 1908 年筹建毓璜顶医院开始，稽尔思多次返回美国筹措资金。在早期文献中，或几乎都没有提及医院建设资金的来源问题，或概括笼统，均没有具体详细的描述。在稽尔思自己的记载中，对此也是一笔带过，未加详说。稽尔思 1915 年所撰写的毓璜顶医院 1914—1915 年度报告中就记载：

> 事已经年，成绩如此，将来之希望，可想而知。今回思以往，不能不感谢美国之友朋，亦为此事焦心积虑，各处捐募以成此举。建筑宏大，设备精良，盼望美国诸友朋，读此报告，喜形于色，欢生于心，鄙人幸不辱诸君之命，为中国人造福，为美国人增光，而将来之更大计划，诸君或能息息相通，款款相助也。以盈余之金钱，造无穷之幸福。诸君何乐而不为乎？①

这里仅提到是美国友朋"捐募以成此举"，但具体情况，并

---

① 连警斋：《郭显德牧师行传全集》，上海广学会 1940 年，第 534 页。

未详述。烟台东海关 1922 年所撰写的东海关十年贸易报告（1912—1921），对毓璜顶医院的建设，也只有如下记载：

> 1914 年美国长老会奥斯卡·希尔医生投资大约 10 万美元，创立了一座设备完善的医院，并直接管理这座医院。[①]

连警斋所编纂之《郭显德牧师行传全集》卷四第二项《郭牧八旬荣寿烟台教会报告书》，是长老会烟台教区于 1915 年为庆贺郭显德八十寿辰而撰写的烟台教区现状报告，在其第十二目《毓璜顶医院之工作》中，亦述及毓璜顶医院的创建：

> 毓璜顶医院之成立，全由稽大夫一人之力发起创办，于去年（笔者按：即 1914 年）成功，一年以来，所受艰难辛苦，笔莫能叙。赖稽大夫以刚毅不屈之心，百折不回之志，忍耐奋力，卒底于成。[②]

在该书连警斋撰写之《第三郭师母之历略及其子女》中，也只是提到：

---

① 边佩全主编：《烟台海关史概要（1862—2004）》，山东人民出版社 2005 年，第 40 页。
② 连警斋：《郭显德牧师行传全集》，上海广学会 1940 年，第 532 页。

夫人于忙乱之余，辄思得一外国大夫，富有资产，创办一毓璜顶医院。未几有稽大夫者，来自美国，携资建筑毓璜顶医院，规模宏大，功程浩繁，设备完全，技术精良，不第为烟台第一，抑且为山东无二。[1]

……

（苏紫兰）先设小药房，以施疗治，乃有稽大夫远涉重洋，以其家资建立毓璜顶医院，为华北之冠。[2]

这里所说不管是"携资"还是"家资"，如此巨额资金，不可能是稽尔思自家的钱，是否为洛克菲勒基金，还没有找到确凿证据，特别是早期文献的佐证。但有一点是明确的，这笔巨款来自美国，但到底是美国长老会总部的拨款，还是稽尔思从民间筹措，现在依然是个谜。

2. 毓璜顶医院的正式开业时间

过去大都认为毓璜顶医院正式开业于 1914 年 10 月 30 日，《烟台毓璜顶医院院志 1914—1994》和《烟台卫生志 612—1985》都是这样记载的。但据毓璜顶医院档案室收藏的英文文献 Opening of Presbyterian Hospital，毓璜顶医院的开业时间是 1914 年 6 月 30 日。开业当天举行了盛大的开业典礼，这份英文文献就是对当天典礼盛

---

[1] 连警斋:《郭显德牧师行传全集》，上海广学会 1940 年，第 663 页。
[2] 连警斋:《郭显德牧师行传全集》，上海广学会 1940 年，第 664 页。

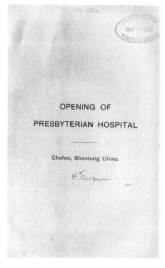

OPENING OF
PRESBYTERIAN HOSPITAL

Chefoo, Shantung China

《长老会医院开业庆典》封面

况的记录。这份英文文献封面加盖有 "Library of Princeton Theological Seminary"（普林斯顿神学院图书馆）的收藏章，特别注明是于 1915 年 10 月 12 日入藏，而封面和尾页上分别有手写签名 "H.Corbett" "Hunter Corbett"，说明这份文献是郭显德的收藏，产生于 1914 年 6 月 30 日毓璜顶医院创立之后不久，并在不晚于 1915 年 10 月 12 日，入藏普林斯顿神学院图书馆。

其实，这份重要文献的原件现在很可能收藏于美国哥伦比亚大学图书馆，是该馆所藏郭显德档案的一部分。目前已知在美国哥伦比亚大学图书馆收藏有专门的郭显德和他女婿史密斯（Harold F. Smith）的档案，名称为 "Hunter Corbett and Harold F. Smith Papers, 1862—1948"，来源为史密斯捐献，装在 8 个卷宗中，有 4 英尺厚。主要内容包括：生平介绍，与友人来往信件，灾荒救助自述，给美国教会的报告，郭显德日记（1862—1918），长老会在山东的主要事工（包括学校、传教），重大事件回忆（义和团运动、济南教案等），长老会在山东的发展状况，教会会议记录，当时的新闻报道，郭显德 80 生日庆典，山东教会大学的发展历程等。就卷宗中所列目录来看，这份标注为"*Opening of Presbyterian Hospital*, Chefoo, 1914"的文献，就列在第 63 条之中。曲拯民也引用了这件文献中的部分内容，但认为这是郭显德所撰写。① 从文献的行文风格来看，是对当时开幕盛况的简单记录。此时郭显德已年近八十，不可能为其亲自所撰，书中的英文手写签名，明显是收藏签名，而不是作者署名。但不管怎么说，这份文献的真实性和准确性应该是没有疑问的，毓璜顶医院的正式开业日期，就是 1914 年 6 月 30 日。

但是，连警斋《郭显德牧师行传全集》一书中，却在多处出现毓璜顶医院开业于民国二年（1913）的记载。如该书卷一连警斋翻译之《郭牧概述》中就记载：

> 于是稽大夫本其平生经验学问，及其能力才干，起建新舍，于一九一二年（民国元年），始行落成。至于正式开幕，乃在一九一三年（民国二年），当时住院中西病夫，约一百余人。②

此书卷二《郭牧与山东教会》之第二款《烟台教会本部一览》第二项《教育模样》第七目《毓璜顶医院之创始及势力》中，连警斋在其序文中也记载：

---

① 曲拯民：《烟台毓璜顶医院与护士学校》，1986 年自印本，第 2 页。
② 连警斋：《郭显德牧师行传全集》，上海广学会 1940 年，第 192 页。

前于烟台分区，已详言第三郭师母为烟台教会医院之创始者。当时不过初具规模耳，其发达成立则有稽大夫于一九一三所创立之毓璜顶医院。①

在其后连警斋抄录的民国十四年即 1925 年毓璜顶医院捐助册上的序言中也记载，毓璜顶医院"溯自本院开始于民国二年"。②

这里并非怀疑连警斋记录的准确性，因为毓璜顶医院的建设是一个漫长的过程。据曲拯民采访稽尔思后人所述，前后竟持续了 9 年之久。③ 根据长老会山东差会 1914 年向美国总部所作 1861—1913 年报告记载：

稽尔思医生一经抵达烟台，立即开始了门诊大楼的建设，即现在所看到的这座漂亮的建筑。门诊大楼完工开始诊疗病人，是在 1912 年；另一座更加宽敞和现代化的住院部大楼在 1913 年也已经完工，拥有为中国患者准备的 100 张床位，还有一些专门为外国患者准备的床位。④

① 连警斋：《郭显德牧师行传全集》，上海广学会 1940 年，第 304—305 页。
② 连警斋：《郭显德牧师行传全集》，上海广学会 1940 年，第 307 页。
③ 曲拯民：《烟台毓璜顶医院与护士学校》，1986 年自印本，第 7 页。
④ *A Record of American Presbyterian Mission Work in Shandong Province, China, 1861—1913*. Second Edition. p.24.

这说明毓璜顶医院的门诊楼 1912 年就已竣工，并开始诊疗病人，住院部大楼 1913 年也已竣工，但正式开业并举行典礼，则是 1914 年 6 月 30 日。所谓开业于 1914 年 10 月 30 日的记载，则毫无疑问是错误的。

此外，长老会山东教会 1915 年报告在论及 1913 年烟台教区医疗工作时也记载，截至当年，长老会山东差会在山东各教区共设立医院 8 所，一年来总计收治病人逾 117 142 人次，而烟台教区医院收治病人仅 4 601 人次，远远低于平均数，是 8 所医院中收治病人最少的一处。[①] 这应该就是毓璜顶医院正式开业之前的真实状况。

3. 毓璜顶医院开业当天的盛况

经过多年建设，毓璜顶医院终于 1914 年建成，并于当年 6 月 30 日举行了盛大的开业典礼。这在当时的烟台，是一件轰动全城的大事。开业当天，几乎到了万人空巷的程度，*Opening of Presbyterian Hospital* 一书对此有详细描述：

> 1914 年 6 月 30 日，这一天对派驻中国烟台的美国长老会传教团来说，是一个非常重要的日子，标志着一个新的历史时代的到来。超过 1 000 位中国人和来自不同国家的外国人，作为庆典的特邀嘉宾，齐聚在一起，共同见证这座位于

---

① 连警斋：《郭显德牧师行传全集》，上海广学会 1940 年，第 264 页。

毓璜顶的新医院的开业。

……

烟台传教团的西方女士们和当地的女基督教徒，陪同女性来宾，不仅详细参观了位于医院西部的女性病人专区，还参观了这所医院的每一个角落，因为她们非常迫切地想了解医院是如何采用西方的医学方法来治疗病人的。

……

Tong 先生，是中国海军"海圻号"巡洋舰的舰长，他率领的这艘巡洋舰曾经造访过美国纽约，他也来参加典礼，并带来了巡洋舰上的乐队助兴，给来宾们留下了美好的印象。

在大约两个小时的引导参观、茶歇、自由交流之后，所有的来宾被邀请到在大楼前面用席子搭起的一个凉棚里落座，凉棚中用中文和英文装饰有许多的祝贺标语。当外宾用英语发言的时候，烟台长老会的牧师伊威廉（Wm. O. Eldritch）先生担任翻译工作。

在接下来的致辞环节中，当时的美国驻烟台领事馆领事安立德（Julian H. Arnold）、烟台外国商会和在烟台居住的侨民代表斯图克（J. Howard Stooke）、当地中国商会会长刘云第、烟台当地基督教徒领袖刘滋堂等，分别发表了热情洋溢的致辞。烟台当地的最高地方行政长官胶东道尹兼外交部交涉员吴永，本来也准备出席这次典礼，但因为身体不适，无法亲临现场。他的英文翻译孙谷钦先生代为宣读了他的致辞，对稽尔思在烟台所做出的这一福利仁慈功业，表达了深深的敬意和感谢。另据东海关资料记载，时任东海关税务司的苏古敦（A. H. Sugden）还担任了毓璜顶医院的名誉理事。①

在当天早上8点正式的庆典仪式开始之前，就有烟台各军政机关、商会、团体等机构敲锣打鼓前来祝贺，所接受的祝贺牌匾有17块之多。以个人名义送的，有烟台镇守使聂宪藩、胶东道尹兼外交部交涉员吴永、烟台警察署署长陆耀章、巡防营管带官王咸荣、沿海水上警察局局长刘肇唐等党政官员。以集体名义送的，有烟台长老会牧师长老先生40名，烟台长老会女教友30名，商务总会商董34名，烟台钱业公会全体，丝业公会会董、洋行经理及学界共12名，奇山所绅士及商号22名，著名商号41家，商号及报馆13家，烟台西南河南宏街儒林街62家，世和村全体。

长老会也非常重视这次庆典活动。毓璜顶医院特别邀请当时已87岁高龄、被认为是首屈一指的"中国通"、曾任京师大学堂首任总教习的长老会著名传教士丁韪良（William Alexander Parsons Martin，1827—1916），将这些牌匾内容翻译为英文。

热闹的庆祝场面也吸引了大量烟台市民前来参观，以致需要警察来维持秩序：

---

① 边佩全主编：《烟台海关史概要1862—2004》，山东人民出版社2005年，第140页。

在接下来的两天时间里，持续热闹的场面吸引了大量的当地民众前来围观，好像是在庆祝西方人的新年一样，很多人都希望能有机会前来表达他们的祝贺。当地的警察局不得不派出一队警察前来维持秩序，并看守大门，以阻止没有被邀请的当地民众进入医院。

Opening of Presbyterian Hospital 一书的描述详细生动，又不乏朴实直白，为我们再现了一百多年前那辉煌的一幕。

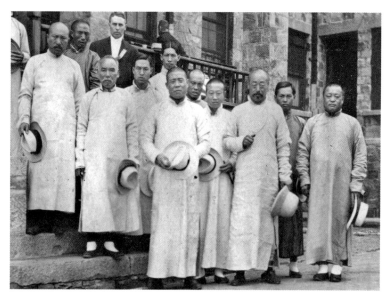

参加毓璜顶医院开业典礼的贵宾
（左上为稽尔思）

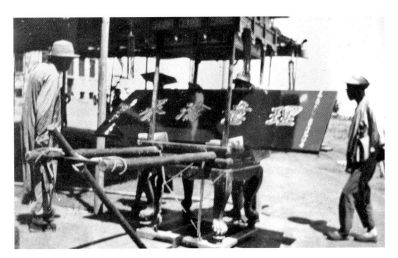

洋行经理及学界所赠"理意沧养"匾额运至毓璜顶医院开业庆典现场的情景

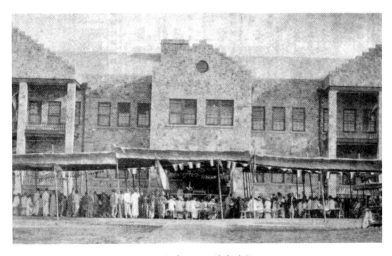

烟台毓璜顶医院落成典礼

4. 毓璜顶医院开创初期的医护人员组成

根据 *Opening of Presbyterian Hospital* 一书的记载，当时毓
璜顶医院的主要医护人员有：

> 来自美国费城宾夕法尼亚大学医学院的稽尔思医生负
> 责，医护人员还包括来自马里兰州巴尔的摩约翰·霍普金斯
> 医学院的邓乐播（Robert Dunlap）医生、来自马里兰州巴尔
> 的摩基督教新教联合医院的普琳露丝小姐，以及一些经过西
> 医训练的中国医生和护士。

在稽尔思于 1915 年撰写的毓璜顶医院 1914—1915 年度工作
报告中，就当时医院医护人员也有如下记载：

> 稽大夫尔思，盆斯斐尼亚省①医科大学毕业，辛辛乃
> 替省②核桃山第七长老会伙助，外科专门医学博士。
> 邓大夫乐播，约翰霍布金氏医科大学毕业，眼耳鼻喉
> 专科医学博士。
> 普琳露丝女士，拜替穆省③协和更正教会疗养病院毕业，

---

① 即美国宾夕法尼亚州。
② 即美国辛辛那提，是美国俄亥俄州著名的工商业城市。
③ 即巴尔的摩，是美国马里兰州的最大城市。

历充护士长多年，拜替穆省布朗纪念长老会伙助护士长。①

毓璜顶医院档案室收藏有一本印刷于 1916 年的小册子《毓璜顶医院》，这是毓璜顶医院开业一年的报告书，在其中"本院大夫及看护履历"项下也记载：

> 稽尔思大夫，美国大医学堂内外两科之毕业生，本院职务，专司刨解肢体之病症；邓乐播大夫，美国大医学堂内外两科之毕业生，本院职务，专治眼科及头部之病症；平姑娘（即普琳露丝女士），美国大医院最高等之女看护，本院职务，专为男女看护之首领。

1937 年由英国人阿美德撰写的《图说烟台（1935—1936）》也记载：

> 毓璜顶医院的正式开业是在 1914 年，当时只有两位医生，即稽尔思博士和邓乐播医生（Robert Dunlap），还有一位美国护士，以及 11 名中国见习护士。②

---

① 连警斋：《郭显德牧师行传全集》，上海广学会 1940 年，第 532 页。
② 阿美德著，陈海涛、刘惠琴译注：《图说烟台（1935—1936）》，齐鲁书社 2007 年，第 153 页。

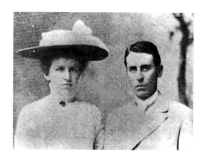

毓璜顶医院创始人稽尔思与夫人合影

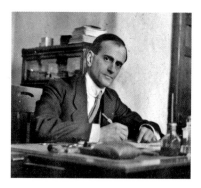

毓璜顶医院第二任院长邓乐播

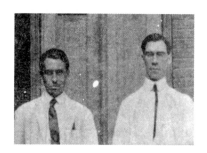

邓乐播（右）与稽尔思（左）合影

上述四条文献记载内容基本相同。由此来看，毓璜顶医院创建之初，医生仅稽尔思、邓乐播两位，护士长为普琳露丝（Adelaide Primrose），即《毓璜顶医院》所记载之"平姑娘"。关于 Opening of Presbyterian Hospital 一书中所记载的"中国医生和护士"，以及《图说烟台（1935—1936）》中记载之"11名中国见习护士"，中国医生方面，除上文提到的自苏紫兰诊所时代就在此工作的张书江之外，再没有看到有相关记载；而所谓男女护士，恐怕就是后文中将要专门论述的附属护士学校的学生。

5. 毓璜顶医院创建之初的规模、条件和设施状况

关于创建之初毓璜顶医院的基本情况，在多份当时文献中都有记载，内容也基本相同，

出入不大。现拣选应该最为真实可靠之 *Opening of Presbyterian Hospital* 一书中之记载窥其大观：

> 络绎不绝的宾客被事先安排好的接待员引导着，不仅仔细参观了新建的医院大楼，还参观了一些本属外人禁止进入的区域，比如医院工作人员的宿舍区、采用目前最为先进的美国技术建造的埋在地下的污水消毒池、为医院提供充足优质饮用水的两口自流深水井，以及门诊大楼、诊疗病房等。其中深水井中的井水先经过燃油水泵，被抽取到三个巨大的储水罐中，再由空气压缩机通过管道，将井水输送到所需要的每个房间。同样原理，经过锅炉加温的热水也通过类似管道系统，被输送到医院的每个所需要的房间。
>
> ……
>
> 医院坐落的位置非常理想，它占地超过四英亩，与采取了一定的保护措施、四周被高高的石墙所环绕的外侨墓园相邻。医院的住院部是座三层楼房，拥有大约 100 个床位，门诊楼则是一座两层楼房，两栋大楼都采用高质量的石块建造，呈现出非常大气恢弘的外观效果。

此外，在稽尔思 1915 年所撰写之 1914—1915 毓璜顶医院年度报告中，对医院创建之初的状况也有如下描述：

　　本医院之着落，可谓壮烟台之大观。大门正对烟台海港，如戏场之池座；东西两山，如舞台两边之花楼；群山背其南，周围揖拱，恰似台之背景；烟台街市，群房栉比，即前列之包厢；海中帆囱，即往来穿堂之后楼；本院即脚色之出场，背后广场，展至南山，皆本院之九龙口及场面也。

　　本院地址数十亩，大门内为等候室及发药室，其后为医院大厅，大厅之后为夫役住房、陈尸室、隔离室、汲水间等，彼此相连，隔以一码厚之墙壁，以免危险。大门外马路对过，有中国大夫寄宿舍一处、小旅店一处，皆为医院私屋。大厅工料全为之罘石，质坚色艳，为石英之杂剥岩，烟台教会各处建筑，皆喜用此石，其余之群房，则皆以砖砌。

　　烟台无所谓水道局，自无自来水之一项工程。医院用水极多，不得不自备井水，乃以机器挖二百尺深之井两口，置压水龙两座，蒸汽引擎两副，气压机一副，以引擎吸水，至积水潭，以气压机催送潭水到各机关应用。此外尚有后备之压水龙及蒸汽引擎各一副，以备出险修理之用。院内所有污水，由水管催至消毒潭。此消毒潭每日可容五千加仑之污水（每加仑约合华量四公斤，五千加仑共合华量三万五千斤），此大量之收容器，足可消灭一切毒菌而有余。故本医院可谓之一大消毒器（烟台无水道工厂，故污水皆随便泼弃，有碍卫生）。近医院处有一菜园，一切溷浊消毒之后，即引进菜园，供各种蔬菜之肥料。一无绦虫，二无菌微，居民食之，不第卫生，且有补益，谓非一举两得之策？

医院内设暖气管一副，由气压机输送蒸汽至各机关，寒暑表不亢不卑，工作时甚觉便利，一切职员，皆住于此一个建筑之内，各室分男女养病间，以备治疗之便利，男科、妇科，及小儿科，皆有定所，看护长普琳露丝小姐及其女看护士们，亦住于此建筑之内，日后有相当住宅，此住宅即改为养病室之用。①

这一描述，与上述 *Opening of Presbyterian Hospital* 一文中，关于毓璜顶医院创建时的情况介绍，基本是相一致的，只是更为详细、具体一些。

在稽尔思所作毓璜顶医院 1914—1915 年度报告中，提及医院养病之优势时，字里行间透露出对毓璜顶医院所具备优越条件的自信与骄傲：

住院之耗费，虽较在家养病为大，然住院实有较大之利益。所谓医院之本质何在？第一要温度适宜；第二要空气流通；第三须换本院之制服；第四须常沐浴以求清洁；

---

① 连警斋：《郭显德牧师行传全集》，上海广学会 1940 年，第 532—533 页。在同书卷二《山东教会各论》第二款《烟台教会本部一览》之第七目《毓璜顶医院之创始及势力》第 305 页也有相关记载，内容大致相同。

第五勤换床单，免致传染；第六须用安适之床铺；第七要有太阳浴之改良晒台；第八要洁净滋养之饮食；第九要不怕辛苦、性情和平、多有思想之看护；第十要经验宏富，手术精敏之医生。凡此十者具备，即可谓之完全医院，缺一即不可谓之医院。故医院者，乃变换人之身体自病弱至健康，自颓靡至振作，自短命至长寿，自愚拙至聪圣之好机关也，谁复敢歧视，以为不是术冠中外巧夺天人之造福仙区耶？[①]

长老会烟台教区在 1915 年关于毓璜顶医院的总结报告中也有如下记载："建筑布置，均极完善，甚合于泰西各国之医院条例。今试进内参观，洁净卫生，为先天要素，而于诊察治疗之术，尤有惊人之处。"[②] 这些设施，完全是以当时美国的医院标准来建设的，"即所谓上等家庭，亦未必有此完全"。哪怕在当时的山东全省，也堪称一流，所谓"烟台第一，山东无二"。在设施方面，无疑是当时烟台最好的医院。在规模上，很长一段时间，也仅次于济南的齐鲁医院。可资比照的是，长老会山东差会 1914 年向美国总部所作 1861—1913 年报告中记载，1913 年，长老会在山东的总计 10 所医院（不包括毓璜顶医院），共有病床

---

① 连警斋：《郭显德牧师行传全集》，上海广学会 1940 年，第 533—534 页。
② 连警斋：《郭显德牧师行传全集》，上海广学会 1940 年，第 532 页。

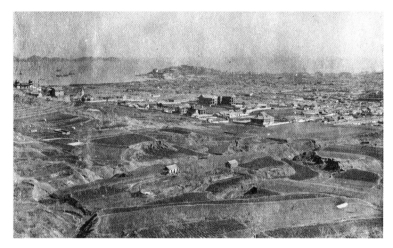

创建初期的毓璜顶医院鸟瞰
（中心位置建筑）

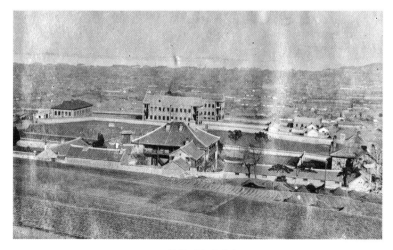

从毓璜顶远眺医院

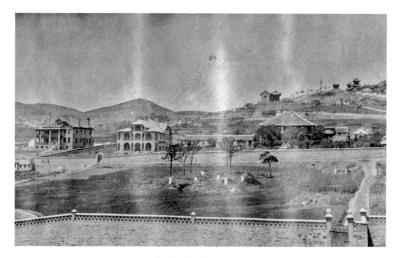

东北方向看医院全貌

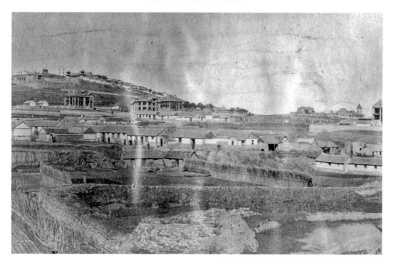

东南方向看医院全貌

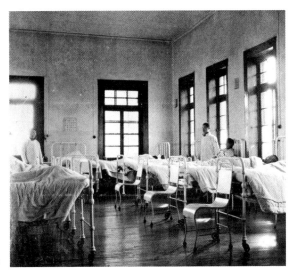

毓璜顶医院病房

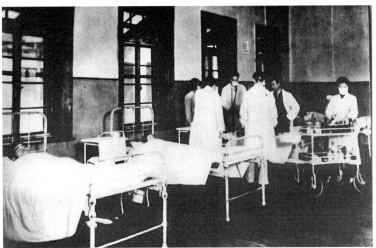

毓璜顶医院病房

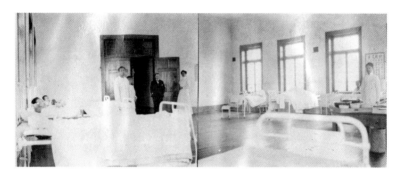

毓璜顶医院病房

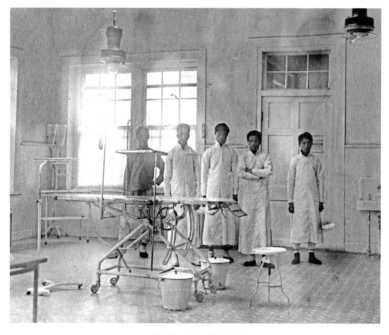

毓璜顶医院手术室

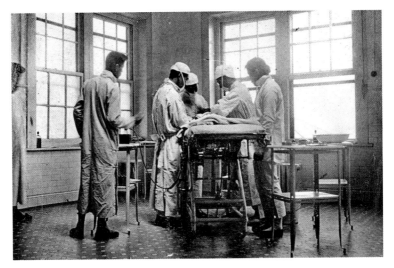

毓璜顶医院手术室正在进行手术

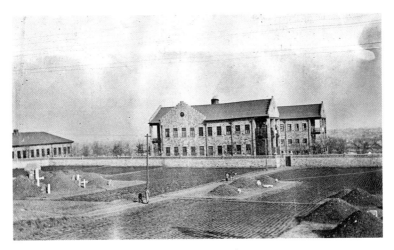

毓璜顶医院与外侨墓园

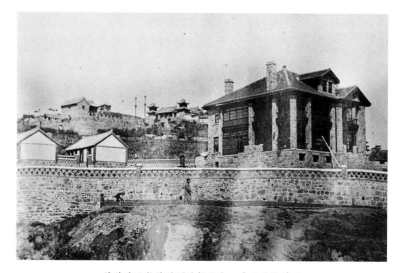

被称为院长楼的邓乐播住宅，背后为毓璜顶

283 张，[1] 而 1914 年正式开业的毓璜顶医院，就有病床 100 张。为此，稽尔思不无自豪地说："本院不第求存在，亦所以求利人济物，不负建筑初心，是为得意。"[2]

6. 开业之初，毓璜顶医院就制订了严格的管理制度

创建之初的毓璜顶医院根据现代医学理论，建立了一系列严格的规章制度。从印刷于 1916 年的小册子《毓璜顶医院》来看，当时的毓璜顶医院就制订有《入院养病定章》《外人来看病人之

① *A Record of American Presbyterian Mission Work in Shantung Province, China, 1861—1913*. Second Edition. p.101.
② 连警斋:《郭显德牧师行传全集》，上海广学会 1940 年，第 535 页。

时期》等规章制度。其中《入院养病定章》规定：

> 每人必有大夫所发给之执照，始可进养病所；
>
> 每人于入养病所时，必先在本院澡塘洗澡；
>
> 每人入养病所，必先解脱本身衣服，交与看护人用药水熏蒸；
>
> 每人入养病所，必先写两单（即写明姓名及衣帽鞋袜之件数），病人执一，管理员执一，免致差错；
>
> 每人衣服熏蒸后，即藏本人柜中，病愈照单领取；
>
> 每人脱自己衣服后，即穿戴院中洁白之衣服；
>
> 每人在养病所必有看护伺候，不得自带役夫；
>
> 每人须用本院饮食，不宜自外购带进院；
>
> 每人所养之犬鸟等物，不宜携带院内；
>
> 每人用药物时，若不依大夫医治之法，即可离院；
>
> 每人必谨守院规，始可入内养病，不然即可离院。

而《外人来看病人之时期》则规定：

> 住一等房间之人，亲友来看时，每日午前自十点至十二点，午后自两点半至五点，可以传入看病；
>
> 住二等、三（等）、四等房间之人，亲友来看时，于每礼拜二、四、六午后自两点半至五点，可以传入看病；

来看病人之人，一时同来者，至多可有四位；

来看病人自有定时，余时不得擅入，如有重病或紧要事端，向大夫请求，亦必应允。

可见其规定还是非常仔细的，以现在的观点来看，亦不乏科学性。根据 *Opening of Presbyterian Hospital* 一书的记载，在毓璜顶医院开业庆典上，当时的烟台当地基督教徒领袖刘滋堂先生，就对西方医学理念中养病之病房须宽大并保持空气流通、整洁宁静的要求赞不绝口；而对中国传统习惯中"病人休息的房间则是门窗紧闭，将灿烂阳光和新鲜空气都排除在外，病人的亲朋和邻居经常一天到晚的前来探望，嘈杂拥挤、大声喧哗、肆无忌惮地高声讨论着各种据说对病情有效的奇药妙方"的陋习颇有微词。

7. 毓璜顶医院开业当年的诊疗成绩

《毓璜顶医院》这本小册子详尽罗列了 1914—1915 年度医院的诊疗记录。其中一年来门诊病人数目为：

初次来院	男人	一千七百四十七
	女人	四百二十三
邓大夫下乡治病数目		一百八十一
共合		二千三百五十一
屡次来院	男人	三千九百十
	女人	一千一百三十九
	学生	二千二百六十六

（续表）

共合	七千三百十五
初次和屡次来院总数共合	九千六百六十六
割小疮	一百二十八
割小瘤	十
拔针	六
摘牙	三十八
共合	一百八十二
察看眼为配眼镜人等总数	六十四

其中住院病人入院、出院数目为：

	头等	七
	二等	四
进院数	三等	一百四十七
	四等	三十七
	外国人	九
	共合	二百零四
	痊愈	八十九
	略愈	六十四
出院数	未愈	十四
	未割未服药	八
	死去	七
	共合	一百八十二

目前依然在院病人数目为：

头等	一
二等	一
三等	十六
四等	四
共合	二十二
进院病人外科已割数目	一百四十八
进院病人外科未割数目	三十四
进院病人内科数目	二十二
共合	二百零四
进院病人天数均在一处表	四千零八十七天
换药回数	二千一百八十九回
进院病人每人分得天数	二十天

一年来毓璜顶医院手术治疗数目为：

		进　院	出　院	死　去	未出院
刨腹	男	二	二		
	女	三	三		
放水鼓（女）		二	二		
缝切腹自尽者（男）		一		一	
割脊梁	男	九	八	一	
	女	一	一		

（续表）

		进　院	出　院	死　去	未出院
割奶子	男	三	三		
	女	二			二
割邃胯	男	七	六		一
	女	一	一		
割胸	男	四	四		
	女	一	一		
割头颅（男）		二	一		一
割眼	男	十二	十二		
	女	一	一		
割四肢诸病	男	廿六	十九	一	六
	女	一	一		
割脸	男	十一	十		一
	女	八	七	一	一*
割鱼口和疝气	男	三	三		
	女	一	一		
割小便（男）		十	九		一
割阴道（女）		十	十		
割脖颈	男	十一	十		一
	女	三	三		
割口鼻并喉咙	男	五	五		
	女	三	三		
割恶产（女）		五	五		

（续表）

		进 院	出 院	死 去	未出院
割肛门	男	廿六	廿四		二
	女	五	四		一
进院病人外科未割数〔目	男	廿四	二十		四
	女	十	十		
进院病人内科数目	男	十九	十四	三	二
	女	四	三		一

* 此处疑数字有误，原文如此。

从上表中可知，当时的毓璜顶医院，已经能够开展种类繁多的外科手术，甚至还具备了开颅手术的能力。但医院也特别说明：

> 本院唯不能收［受］有肺痨之人，亦不能多收［受］骨中有瘤疾之人。因此等病，生者极多，而治愈者甚缓，或数月，或数年不等，然亦不敢保其必能痊愈也。若多收［受］此等病人，人数增添，病势淹缠，占房必多，将有人多房少之患，必致得病易疗之人，无处容受摄养，大失本院之宗旨。

根据以上统计，毓璜顶医院在开业第一年，接待病人数量为："初次来院" 2 351 人次，"屡次来院" 7 315 人次，共计诊疗

9 666 人次，"住院病人" 204 人次。这一成绩比在正式开业之前的 1913 年共计 4 601 人次的诊疗人数翻了一番。但也要看到，以毓璜顶医院为代表的长老会烟台教区所开展的医疗事业，就全省来看，依然是起步晚、规模小。长老会山东差会 1915 年所撰写的工作报告，在回顾 1913 年全省所开展医疗活动状况时就记载：

> 照一九一三年之统计表，山东教会共有医院七处，附带药房七处，连济南之共和医院，共有八处。来看病者，计登州九千二百零九人，烟台四千六百零一人，济南男病夫一万一千三百十五人、女病夫九千三百十四人，医学院二万七千零十人，潍县男病夫八千九百八十四人、女病夫四千人，沂州府男病夫八千六百三十二人、女病夫五千四百十六人，济宁男病夫一万一千五百十九人、女病夫三千一百七十九人，峄县一万三千九百六十三人，如此一年之内，山东教会共治病人十一万七千一百四十二人。①

由此来看，在长老会山东教会至 1913 年所设立的共计八所医院中（包括毓璜顶医院，但其在 1914 年才正式开业），毓璜顶医院不但是设立时间最晚的，诊疗人数也是最少的。其 1914 年的诊疗人数，甚至没有超过济南、潍县、济宁、沂州、峄县等地所设

---

① 连警斋：《郭显德牧师行传全集》，上海广学会 1940 年，第 264 页。

立医院 1913 年的诊疗人数，仅仅相当于登州医院 1913 年的水平。

此外，在长老会山东差会 1914 年向美国总部所作 1861—1913 年报告中记载，长老会在山东的 10 所医院（与上文记载稍有出入）中，1913 年当年门诊人数 50 773 人，门诊人次 102 043 人次，收治住院病人 2 018 人。[①] 毓璜顶医院 1914 年开业当年，不管是 2 351 的门诊人数、9 666 的门诊总人次，还是 204 人的收治住院病人数，都只占全省 1913 年各项数据的大体十分之一而已。

8. 毓璜顶医院开业当年的收支状况

毓璜顶医院 1914—1915 年度的财务收支状况，在《毓璜顶医院》这本小册子中也有说明，其中收入为：

长老会	四百八十五元一角八
白捐养病床	一百零八元五角
小药房收的钱	四百八十六元九角四
外国捐的钱	四百九十六元九角
中国捐的钱	一百四十六元二角一
割病和生产的钱	六百七十八元六角八
行散医收的钱	一百七十四元八角九
中外房间养病收的钱	一千三百三十一元七角二
稽尔思捐的钱	九千九百九十六元三角八
调治眼科收的钱	六十一元二角九
共合洋钱	一万三千九百六十六元六角九

---

① *A Record of American Presbyterian Mission Work in Shantung Province, China, 1861—1913*. Second Edition. p.101.

而支出则有：

药费	九百七十九元七角四
船费水力	七十二元八角五
煤和松柴	二千八百七十八元四角五
傤使	二百四十一元三角二
中国厨房	一千六百三十七元一角七
外国厨房	一百九十三元六角一
洗衣费	四十二元四角四
点灯油	二百十二元八角五
杂费	四百三十九元一角六
邮费	十二元六角
打井费	六百五十一元二角七
修饰零费	八百四十三元八角八
纸费和印字费	二百五十二元五角一
棉花布匹费	三千一百二十七元二角六
薪金	一千六百六十一元三角四
钱庄所存余项	七百二十元二角四
共合洋钱	一万三千九百六十六元六角九

从上表中可以看出，虽然形式上收支平衡，但实际上亏空巨大。在总计 13 966.69 元的总收入中，各种形式的诊疗和住院收入仅有 2 831.98 元，各种捐助合计达 11 124.67 元，近 80% 需要倚靠捐助才能维持。其中最大的一笔捐助，所谓"稽尔思捐的钱"，达到 9 996.38 元，极可能就来自长老会美国总会。

《图说烟台（1935—1936）》一书也记载有毓璜顶医院1914年度的财务状况：

> 在开业当年，医院共收治了204名病人，门诊接待了9 730名患者，收费总计为2 730墨洋，但是总的支出则是13 246墨洋。亏损部分则由长老会在美国的总部和个人捐助来补齐。①

两份文献所记门诊接待、诊疗收入、总支出数字基本一致，而住院收治病人数则完全相同，也证明了这一数据基本准确。

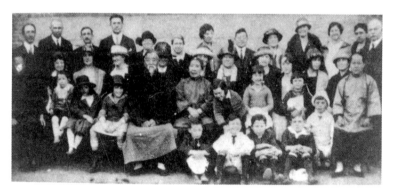

为毓璜顶医院积极捐款的长老会烟台教区中外教徒合影
（中间两人为烟台著名基督教徒于志圣夫妇）

---

① 阿美德著，陈海涛、刘惠琴译注：《图说烟台（1935—1936）》，齐鲁书社2007年，第155页。

此外，根据曲拯民的记载，在 1914—1915 年度，毓璜顶医院门诊人数为 9 666 名，住院人数为 204 名，诊疗收入 2 733 银元，外来捐赠 11 233 银元。这一数据也与前述两份文献基本相符，可惜曲先生没有注明资料来源。

除了 1914—1915 年毓璜顶医院第一年的收支数据，曲拯民还提供了毓璜顶医院 1916 年、1917 年的收支报告，可惜依然没有注明资料来源。

年　　份	1916	1917
门诊人数	11 571	14 171
住院人数	332	361
诊疗收入（银元）	6 546	9 895
外来捐赠（银元）	12 259	9 711

此外，曲拯民还提到：

1917 年，全年开支为 20 360 银元，收入仅 9 895 元，所亏空的一万余元须依靠捐赠。可幸同年收进洛氏基金、美国各地的基督徒、美本国社会贤达，合计赠款 7 648 元。长老会总会拨给 733 元，烟台西商与长老会人员共捐 1 163 元，中国人合捐 165 元。以上皆以中国银元为准。

除此之外，长老会美国总部还常年负责美籍医生两名、护士一名的薪金支出。^① 可惜以上所引资料，曲先生也未注明来源。

从以上数据可以看出，单凭诊疗收入，毓璜顶医院初创时期是远远不能做到收支平衡的，依然需要各界的捐款，特别是来自长老会总部的捐款。但因该看到，自 1914—1917 三个年度，从毓璜顶医院的门诊人数、住院人数、诊疗收入这三项指标来看，跃升的幅度依然是非常明显的。从性质上来说，毓璜顶医院虽是教会医院，但并非慈善医院，更不是免费医院，也在努力寻求自立与慈善的平衡点。就目前所看到的文献，也从来没有将毓璜顶医院称之为慈善医院的记录。成书于 1937 年的《烟台概览》在记录烟台医疗状况时，在慈善医院项目下，列举了普济医院（红卍字会）、天主堂医院、广济医院、白卐字会医院、平民医院等，而将"最好"的毓璜顶医院，列入"正式医院"项下，同属于这一项的还有阎氏医院、张大夫医院、毕重三诊疗所等几所当时的私立医院。^② 成书于 1940 年的《烟台大观》，在介绍当时烟台西医状况时也记载：

> 烟台初无西医，最早者为毓璜顶医院，及天主堂医院（法国医院），以后西医虽相继林立，然而够正式医院资格者甚少，迄今称为医院者，仍仅毓璜顶等三两家而已。而医

---

① 曲拯民：《烟台毓璜顶医院与护士学校》，1986 年自印本，第 48 页。
② 刘精一编：《烟台概览》，复兴印刷书局 1937 年，第 155 页。

室、诊疗所则不下三十余家。慈善医院则有市立医院、红卍字会普济医院、天主堂医院、广济医院等数家。①

由此来看，毓璜顶医院从来也没有被认为是一所慈善医院。根据《毓璜顶医院》的记载，毓璜顶医院条件优越，但医治费用也是颇高的：

> 住一等房间之人，若用中国饭及药材、洗衣、房间等费，每日大洋一元五毛，用外国饭每日三元；
>
> 住二等房间之人，食用、药材、洗衣、房间等费，每日大钱一千；
>
> 住三等房间之人，食用、药材、洗衣、房间等费，每日大钱三百；自一千九百一十六年正月一号始，加大钱五十，每人每日大钱三百五十文；
>
> 住二等、三等之产妇，一切费项，每日大洋自二元五毛至五元；
>
> 割病之人入院时，本院大夫先验病势，即酌定其病费，始行治病；
>
> 每人入院养病，必先缴纳一日病费始可。

---

① 池田薰、刘云楼：《烟台大观》，鲁东日报社1940年，第105页。

在 1937 年出版的《烟台概览》一书中，列举了烟台在民国十一年（1922）、民国二十年（1931）两年烟台城市工人的工资收入水平。①

工　别	民国十一年	民国二十年	附　注
苦力	每日铜元六十枚	每日铜元三百枚	不供膳
木石匠	每日银元三角	每日银元八角	不供膳
铁匠	每月银元三元	每月银元七元	
丝匠	每月银元七八元	每月十四元十六元*	
仆役	每月银元二元	每月银元八元	
农夫	每年铜元五十吊	每年三百五十吊*	
女工	每月四元*	每月银元六七元	

* 此处货币种类未详，原文如此。

虽然上述资料反映的是 20、30 年代烟台城市工人的工资水平，但经过对比，至少可以看到当时毓璜顶医院的住院诊疗费用的确是不低的，而医院方面还不厌其烦地鼓励患者住高等级病房：

> 又有当留心之事件，即来本院养病之人，愿住三等房间者甚多。即富裕之家，能住一等、二等之房间，亦往往舍

① 刘精一编：《烟台概览》，复兴印刷书局 1937 年，第 135—136 页。

之而不愿。窥其用意，皆因三等房间中，人多可与共谈，一可免念家之心，二可免孤寂之虞，且三等之食用，亦不为恶劣，看护人属，亦极为周到，故多愿住三等也。但不尽如此，试观住一等、二等房间之人，逮病痊还家后，常闻于其中之看护，称道弗衰。且言食用之物，较三等加钱无几，而享同外国。或一人一房，或二人、三人一房，居中者尽可自由安舒，无拘无束，养病所应用之件，看护亦分外费心供给。如此言观之，一、二等之房间，住者得益良多。故本院深望养病之人，甘心常留院中调养，嗣后悉其有益，必能引荐有病之戚友，到院中调养，不至生阻力也。阅此书者，倘不幸身体欠安，见此情形，能不思来院一尝试乎？本院既有如此清洁之房间、完善之伺候，贫富一致，贵贱无殊，衣药食养，靡不美备。有疾而前来者，可以不须忧不明本院规章，而本院必关照周全矣。

为此，入住高等级病房的患者，在探视时间等方面还给予了一定优待："住一等房间之人，亲友来看时，每日午前自十点至十二点，午后自两点半至五点，可以传入看病。"而住二等、三等、四等房间之人，亲友来看时，只能"于每礼拜二、四、六午后自两点半至五点，可以传入看病"。

但作为一家教会医院，毓璜顶医院也在努力体现仁慈和关爱，对于贫苦之人，依然承诺：

住四等房间之人，一切费项可随意捐助，若实系赤贫无资，本院亦不索讨。

9. 毓璜顶医院对宗教传播的促进作用

史料记载，早在 1908 年稽尔思接管毓璜顶诊所后，除救治病人外，"还有一个直接布道机构，参加宗教活动，除病人外，还吸引许多妇女和儿童参加主日学校和教会活动"。在治疗病人的同时，稽尔思、邓乐播也与其他传教士一起，参与巡回布道活动。① 毓璜顶医院建成之后，作为一所教会医院，开展的医疗活动从根本上来说是为传教服务的，因此，在患者入院接受医疗服务的过程中，处处体现着宣扬宗教的刻意安排。在稽尔思 1915 年所撰写的毓璜顶医院 1914—1915 年度报告中就记载：

今敢为诸君报告，现时本医院同人，每日仍尽力工作祈祷，保守秩序，注重卫生，对于一切事务，竭力奉行，不敢有误。初年成绩，虽不见佳，要亦可告无愧于诸大善士之佽助，而对于医院之传道工作，亦有足多者。现时虽无经费请一传道员在等候室传道，然连海老先生，肯捐助其一上午

---

① *The 67ᵗʰ Annual Report of the Board of Foreign Mission of the Presbyterian Church in the United States of America*, 1904. 转引自王妍红：《美国北长老会与晚清山东社会（1861—1911）》，华中师范大学 2014 年博士论文，第 149—150 页。

之工夫来尽义务讲道与来治病者听闻，实为难得之人才与机会。此外，又有李四海牧师，乃由青州协和神道院毕业者，捐助其一下午之工夫来养病室讲道与住院之人听。看护中之信道者，亦随时随地讲说动作，显出救主爱人的榜样来。在早晨未开门之先，全院有一清晨礼拜，中外大夫或其他教导员，轮流讲经作礼拜，使此医院完全生活在基督之中以作工夫，大家得益。安息日早晨复轮班在各病室讲道，作小礼拜，分男女病室、看护团三处，都得益处，以尊主荣。平均住院之天数，约为三星期。此三星期所得之教训，出院回家，必不能忘记，即可由此发达天国，亦另一方面之宣传法也。盼望主的工程，愈作愈大，以底于成，实现主旨，在地如天。①

在郭显德亲自撰写的长老会烟台教区 1862—1913 年间的历史回顾一文中，对此也有记载：

一九一三年开幕之后，稽大夫又请邓大夫主持专务，于是乎有二位内科大夫施医，兼且传道，每年亦得教友数人。②

① 连警斋：《郭显德牧师行传全集》，上海广学会 1940 年，第 534—535 页。
② 连警斋：《郭显德牧师行传全集》，上海广学会 1940 年，第 192 页。

关于医疗工作与传教事业之间的关系，在 1915 年山东差会关于医院传道工作的总结报告中就记载：

> 论教会之医药工作，于传道上大有帮助。今每一教会，必有一医院及药房，以救济群生，故医药视衣食尤为紧要，诊费减轻，药价从廉，故穷苦无告者，多得其益……病者来院求诊，亦有一定时间，故于候诊之时，即有传道者来讲耶稣救世之道，因以救济其身，亦应救济其罪，工夫虽短促，说话虽简单，然病人于听讲后最易动心，况病重者，住于医院为时既久，更有机会与之讲解，大得益处。故医院传道员，不次于下乡传道员，而其传道工作，有时较礼拜堂之牧师为重。①

此外，在长老会传教士的传教活动中，特别在早期，巡回布道是传教士们非常倚重的一种手段。美国长老会总部的斯比尔 1897 年在考察长老会各差会医疗工作之后，就明确提出："我认为（医疗）传教士必须自己举行巡回布道。"②

从目前所看到的资料可知，至少在毓璜顶医院创建初期，作为医疗传教士的邓乐播依然遵循着这一原则：

---

① 连警斋：《郭显德牧师行传全集》，上海广学会 1940 年，第 264—265 页。
② Robert E. Speer, *Report of the China Mission of the Presbyterian Board of Foreign Mission*, New York, 1897, pp.55—56.

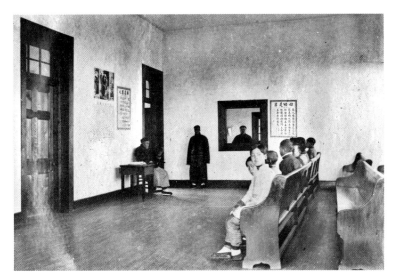

毓璜顶医院候诊室
（墙上张贴有基督教宣传图画和文字，患者看病前可在此听讲道）

邓大夫虽非创业大家，然心平气和，按部［布］就班。一切巨艰皆能在其手内随指消化，兼之办事认真，处处稳定，不慌不忙，步步脚踏实地，以一人之身，担任独门病症（耳鼻眼喉等科），实能应付愉快，绰绰有余。今年，邓大夫从阿保罗下乡传教，在乡下十二天的工夫，治好了一百八十个病人。难得大夫下乡传教又治病也，岂非耶稣之佳弟子耶（耶稣在世传道、治病、赶鬼，兼而有之）。邓大夫来此乡时，正值此乡有一人曾在毓璜顶医院，在邓大夫手下治过病，报恩无地，感念有天。今见邓大夫来矣，于是远近传说，如耶稣在世时之八方吹嘘，予邓大夫以不少之高兴。①

上述《毓璜顶医院》所记一年来门诊病人数目中，明确记载"邓大夫下乡治病数目"为"一百八十一"；1914—1915年度财务收支状况中，也明确记载"行散医收的钱"为"一百七十四元八角九"。由此可见，在毓璜顶医院创立的当年，依然遵循了巡回布道这一传统。虽然是医生，但首先是传教士，医疗只是服务于传播宗教的手段，至少在毓璜顶医院创建初期，这一思想是明确的。也正因如此，对于毓璜顶医院建院第一年所取得的成绩，稽尔思也将其归功于上帝的眷顾：

回思一年诸种之工作，有不少之缺点，担我们总是乐观的工作，种类虽是不同，其目的为归荣于主，却是相同。终得一切所获，献主为圣。②

10. 毓璜顶医院开业一年来面临的困难和问题

经过一年的运行，如上文所述，毓璜顶医院各项工作均取得了极大的成绩，但也遇到了一些困难、暴露出一些问题。为此，

① 连警斋：《郭显德牧师行传全集》，上海广学会1940年，第535—536页。

② 连警斋：《郭显德牧师行传全集》，上海广学会1940年，第530页。

毓璜顶医院进行了及时的总结，从《毓璜顶医院》之记载来看，主要有以下几个方面：

首先，医院创建伊始，经验不足。"本院为创办伊始，虽极力筹备部属，难免有关顾遗漏之处，不幸有此，即祈鉴原。"

其次，在护理方面，护士，特别是合格的女护士奇缺。"治病贵有良医，亦贵有相当之看护。本院初开，所用看护，仅及一周，资格尚浅，使属之人，亦未为妥当，故此两等人，本院尤极为着意。中国看护之人，本为幼稚时代，男人愿学看护学业是用者，故不可多得，而女界则为尤甚，此正因本埠无特别中等女学校之故也。有志整顿医业者，宜于此注意焉。"

第三，中国人还没有养成及时就医的习惯，往往都是小病耽误成大病之后，才来诊治，导致医生已无计可施。"有病之人，每待病已入膏肓，始不得已而来院求治，虽本院明知其病原牢深，急难疗除，然本院初设，亦无由谓其来治之迟也。""四方朋友，或有重急之症，未闻有此医院，斯亦无可如何，既知之而情切来治，则病已不支，又不可为焉。""有如今岁应来治病之人，约有数百，论其病势，即去岁来治，亦不为早，无奈多至今仍不知有此医院，即知之，或因循不前，如斯者不可胜数，斯亦难治者也。"因此院方再次呼吁："有病无论何种，无论缓急，若不失当治之时，医者见之必不束手，沉疴可以立起，非然者，徒唤奈何而已。故人或本身有病，或亲友有病，不宜失调治之时，宜速到医院求医，则本院庶乎调摄有方，不至为难矣。"

　　经验不足的问题，建院之初在所难免，只能在实践中逐步完善，但由此亦可感慨初创时期的毓璜顶医院自我要求之高。护理人员缺乏，特别是合格女护士缺乏的尴尬，遂有医院开业同年，毓璜顶医院附属护士学校的创立，此点后文将有专门介绍。至于民众医学卫生常识的养成，也只能期待时间来解决了。

七

20 世纪 20 年代的毓璜顶医院

　　毓璜顶医院建成之后，无疑成了烟台这座城市最耀眼的标志性机构之一，但因为年代久远，留存于世的文献记载并不是很多。搜求之后，大体可以得到以下一些信息：

　　在东海关 1912—1921 十年贸易报告中，对 20 世纪初期的毓璜顶医院有以下记载：

　　　　该院现有一百张病床，享有极高的声誉，他的工作人员已增加到六人，包括四名外国医生和两名本国医生，但仍不能满足门诊的需要，作为对外国居民的特权，可以随到随看病。①

----

① 边佩全主编：《烟台海关史概要 1962—2004》，山东人民出版社 2005 年，第 40 页。

郑千里 1923 年编辑出版的《烟台要览》中，对毓璜顶医院也有如下记录①：

毓璜顶医院：该院为烟台最负时名之公立医院，内容设备周全，举凡医科之新式器具，无不齐备。新近更添设艾克司光线室一实验室，用艾克司光机拍照各种疾病影片，至为美善。每年经该院诊治者，数以万计，住院者有七百五十余位，挂号求医者达一万六千五百八十余名，其成效之大，已可概见。全年需款达三万余元，多由美国教会及西人捐助。附设有护士学校，培养看护人才。其计划颇为完善云。

并记载该院职员如下：

职务（衔名）	姓　名	峃　门	履　历
院长	稽尔思（O. F. Hills）	医学博士，外科	美国偏司韦尼大学医科
职员	邓乐播（R. W. Dunlap）	医学博士，眼科	美国约翰大学医科
职员	吴赖安（H. Bryan）	医学博士，内科	美国偏司韦尼大学医科
职员	狄珠（G. E. Silley）	医学博士，外科	美国西方大学医科

① 本页及下页引文参见郑千里：《烟台要览·卫生篇·医药卫生》"医院"条，烟台要览编纂局 1923 年，第 20 篇第 6—7 页。

（续表）

职务 （衔名）	姓 名	峀 门	履 历
职员	刘亿德	医学博士，内科	北京协和医学校
职员	毕永旺	医学博士，眼科	北京协和医学校
职员	张鸿范	医学博士，住院医士	齐鲁大学医科
司药员	张书江		济美医校毕业
助司药员	李尽芳		
书记会计	毛女士		
司账	孙学程		
庶务	苏师娘①		

此外，还记载：

> 医院传道有胡铭德、唐丕谦、连之舟、刘师娘等四人云。
> 至护士学校校长，为毕格林君（美国偏司韦尼大学毕业），副校长为贝美芳君（英国圣路加医院毕业），护长为安德顺君（颇多迁②医院毕业），及郭培桢君，计收男护生十陆位，女护生二位。

此外，在连警斋《郭显德牧师行传全集》卷二《山东教会各

---

① 苏师娘，即郭显德第三位夫人苏紫兰。
② 颇多迁，即加拿大城市多伦多。

论》第二款《烟台教会本部一览》第二项《教育模样》第七目《毓璜顶医院之创始及势力》一文中，记载有一些关于 20 年代毓璜顶医院发展状况的资料，其中一段是连警斋抄录的民国十四年，即 1925 年毓璜顶医院捐助册上的序言。这段序言自然是毓璜顶医院所撰，文笔优美，概括性地总结了毓璜顶医院成立 12 年来所取得的成绩：

芝山罘水，钟灵毓秀，面奇山而临渤海者，烟埠也。蓬莱小阁，观海听涛，夺天工而林壑美者，毓璜顶也。形势天成，建设宏富，聘人才而福人群者，毓璜顶医院也。溯自本院开始于民国二年，经稽尔思医学博士，经营筹画，历经寒暑，其成绩之优良，无待赘叙。盖本基督服务之精神，救世济众之宗旨，谋人群身体之健康，改社会卫生之环境，职志所在，不敢或忽。至于内容之布置，若内科，若外科、眼科、耳鼻喉科、妇产科、花柳科、婴儿皮肤科，各聘有专门学识及富有经验之中西医学博士，分科担任，以求手续完备。其他若 X 光线之察验体格，验症考核室等，是精益求精，无非助各科之诊断及治疗之辅助，且迩来医术大倡，若手术器具药品等，皆日新而月异，尤复不惜巨资备添新注射清血等药，以期应有尽有，以达济世活人之初衷也。因而医者日众，活者无算，效果之优良，较前更见进步。只以欧战以来，经济影响于全球，外洋之款退减，本院之事功增添，两相比较，经济日形困难，幸赖本埠中西友人之捐助，仁浆义粟，功德

无量，非特本院感德，即胶东人士，亦受惠不浅也。谨特刊
布芳衔，以志铭谢，更望各界仁人君子热忱臂助，俾将来之
十二年，较以往之十二年更大进展，为人造福于现世，即所
积功德于将来也。一九二五年毓璜顶医院谨启。①

对于毓璜顶医院自 1914 年建院到 1925 年 12 年来的发展状
况，连警斋评价为：

> 按该院十二年之成绩，每年皆有满意之报告，关于职
> 员之任务工事，日趋于专重，看护亦日加增多，各科任事各
> 有专责，其经费亦渐浩繁。此时稽大夫已辞职归去，遗下偌
> 大之基本事业，留与后人担负前进，此诚巨大之责任。后来
> 之掌院者，为邓乐播大夫（眼科主任）、吴赖安（爱格司光
> 主任），及狄琭大夫（耳鼻喉科主任），及布祐尔大夫（外科
> 主任），其他之华人，如毕永旺大夫、严大夫、徐大夫、张
> 纪成大夫等，皆来自北京、济南各大医学校。传道员如唐、
> 连、孙、刘、于诸位先生，势力雄厚。②

以上各条记录，总体内容上是一致的，基本可以勾勒出 20
世纪 20 年代毓璜顶医院的大体状况。需要说明的是，由于稽尔

---

① 连警斋：《郭显德牧师行传全集》，上海广学会 1940 年，第 307—308 页。
② 连警斋：《郭显德牧师行传全集》，上海广学会 1940 年，第 308 页。

思离开毓璜顶医院回国是在 1924 年，所以在 1923 年编纂之《烟台要览》中，毓璜顶医院院长还是稽尔思，而在连警斋 1925 年记录中，毓璜顶医院院长已经是邓乐播了。

我们可以将以上记录与上文所引用 1914 年毓璜顶医院建成初期时所描述内容相对比，在医院创建初期，外籍医生就是稽尔思、邓乐播，外籍护士长为普琳露丝小姐，中国医护人员除在苏紫兰诊所时代就入职的张书江之外，就是男女护士。而到了 1921 年东海关十年贸易报告的记载中，不包括外籍护士，仅外籍医生就达到 4 位；这与 1923 年《烟台要览》的记载也是相一致的。到 1925 年连警斋的记载中，虽然此时稽尔思已经离开，但医院依然保持 4 位外籍医生的阵容，其中的"布祐尔大夫"，不见其他记载，疑即吴赖安（Bryan）的另一个音译。在毓璜顶医院档案室所藏一幅标记为"1926 年毓璜顶医院医护人员合影"的照片中，外籍医生也确为 4 人。此外，著名基督教史专家汤普森·布朗（G. Thompson Brown）的《瓦器与大能：1937—1952 美国长老会在中国的历史》也提到："尽管有很多困难，但许多医生还是在中国行医多年，美国长老会最初任命的 11 人中，有 7 人在中国服务超过了 30 年。1925 年到烟台毓璜顶医院的 4 个医生平均在中国行医达 24 年。"[1] 也进一步证明了这一时期毓璜顶医院外籍医生的阵容。

---

[1] G. Thompson Brown, *Earthen Vessels and Transcendent Power: American Presbyterians in China 1937—1952*, 1997, p.224.

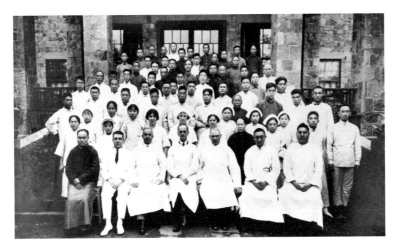

1926 年毓璜顶医院医护人员合影

　　这几位外籍医生的简要情况，稽尔思医生前文已有介绍，在毓璜顶医院建成之后的 1924 年，稽尔思退休回国，1951 年在美国加州去世。稽尔思卸任回国后，医院院长由邓乐播代理。邓乐播毕业于美国马里兰州的约翰·霍普金斯大学，于 1907 年到达中国，初在登州，继在潍县。1913 年来到烟台，帮助稽尔思完成毓璜顶医院筹备开业的工作。医院落成后，专责内科，兼理外科，编写讲义、训练护士，并经常与牧师、传道人共同深入农村去施诊。1927 年，因为身体原因，邓乐播辞职回国，1969 年于美国纽约州去世。狄琭医生毕业于美国克利夫兰地方湖滨医院附设医科大学，1907 年携新婚妻子来到中国，受聘于北京协和医院。1921 年全家同到烟台加入毓璜顶医院。继邓乐播之后，接

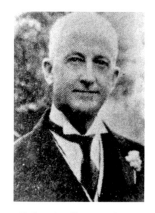

毓璜顶医院第三任院长狄珠

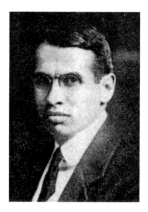

吴赖安医生

任毓璜顶医院院长。1934年狄珠因患胃癌，回国治疗，但终不见好转，于1937年去世于美国克利夫兰。吴赖安毕业于美国宾夕法尼亚大学医科，1902年被派遣前往中国海南岛一所医院工作。1919年来到毓璜顶医院，专责化验室、X光及电疗。1925年，与毓璜顶医院护士长爱斯德（Esther Love）结婚。吴赖安是在毓璜顶医院服务时间最长的外籍医生，自1919年开始，直到1941年末太平洋战争爆发，日寇强行接管医院为止。1942年初，吴赖安搭乘日美第一批俘虏交换船离开中国回国，于1948年在美国去世。

除了外籍医生数量增加，外籍护士也有所增加。建院初期的护士长普琳露丝小姐1915年返回美国结婚后，Agnes Watson（1915—1917）、Ruth McIvor（1917—1921）、毕格林（Caroline Beegle，1917—1942）、贝美芳（Rosa Bell，1920—1931）、安德顺（Grace Anderson，1922—1924）、爱斯德（1923—1925）等先后在毓璜顶医院担任护士或护士长。虽然时间上有所交叉，但毓璜顶医院长期保持至少两名以上的外籍护士。此外，建院初期缺乏看护人员的局面已得到极大的缓解。毓璜顶医院附设的护士学校，于1926年达到中华护士会标准备案认可，培养出第一届得到中华护士会认可的合格护士，此后女性护士比例不断提高。此点将在后文中详述。

就毓璜顶医院的专职医生来说，中国医生的数量变化尤其明显。在毓璜顶医院建院初期，见于文献记载的中国医生只有在苏紫兰诊所时代就在职的张书江。但在上述1923年出版的《烟台要览》中，除张书江外，正式中国医生已经有刘亿德、毕永旺、张鸿范等3位。在1925年连警斋的记载中，更有"毕永旺大夫、严大夫、徐大夫、张纪成大夫等"4人。

其中的毕永旺大夫，即毕重三，原籍河北通州，生于1885年，北京协和医学堂毕业。毓璜顶医院建院初期来院工作，初任耳鼻喉科和眼科医生。根据1937年出版的《烟台概览》记载，在此年之前，毕重三离开毓璜顶医院在烟台自建诊所，于1966年去世于台湾凤山。

严大夫，即阎介圃，山西洪洞人，毕业于北京协和医学院、齐鲁医学院。1924年前后来到毓璜顶医院，主要负责外科手术，兼授附属护士学校的生理学和解剖学，于1933年前后离职前往美国深造。根据《烟台概览》记载，在1937年之前，阎介圃也已在烟台自行开设阎氏医院。

张纪成大夫，潍县人，毕业于齐鲁医学院，20年代中期加入毓璜顶医院，担任外科及妇产科医生，兼授附属护士学校外科手术及解剖学。30年代曾赴美国深造。根据《烟台概览》的记载，在1937年之前，张纪成已返回烟台，同时也离开毓璜顶医院，在烟台市区自行开设张大夫医院，1948年前后赴青岛，应聘山大医院，担任外科医生。

而刘亿德，疑为刘福民，原籍山东潍县，毕业于齐鲁医学院，20年代初来到毓璜顶医院，任内科医生，30年代初期辞职，在烟台大马路开设福民医院，日寇占领烟台后，福民医院停业。

除了医护人员队伍的充实壮大，进入20年代，毓璜顶医院之逐渐臻于完善，也表现在医疗设备的添加方面，最重要的就是《烟台要览》所记载的"新近更添设艾克司光线室一实验室，用艾克司光机拍照各种疾病影片，至为美善"。X光机在当时无疑是最先进的诊疗设备，它的添设，使得毓璜顶医院成为"烟台最负时名之公立医院，内容设备周全，举凡医科之新式器具，无不齐备"。且"迩来医术大倡，若手术器具药品等，皆日新而月异，尤复不惜巨资备添新注射清血等药，以期应有尽有，以达济世活人之初衷也"。

再从诊疗人数来看，根据前述1916年印行的《毓璜顶医院》记载，开业当年的1914—1915年度，毓璜顶医院共收治住院病人204名，门诊病人9 666人次；而根据1923年《烟台要览》记载，当年"住院者有七百五十余位，挂号求医者达一万六千五百八十余名"。另根据烟台地方史志的统计，从1914—1924年10年间，毓璜顶医院门诊总数 47 589 人次，住院病人总数 5 189 人次，做各种手术达 5 221 人次，开业十年来的进步无疑是非常巨大的。[①] 1925 年，狄琭医生采用筛骨窦切除术这一最新方法治疗鼻息肉，解决了此前此类手术费时费力、易出血、一次手术往往不能全部摘除鼻息肉的弊端。病人不需住院，术后稍事休息即可回家，病痛之苦及费用负担大大减轻，54 例手术均取得满意效果，在当时被广泛报道。[②]

在医疗方面取得这些成绩的同时，作为一家教会创办的医院，毓璜顶医院也必然服务于基督教传播。上述《烟台要览》中就记载："医院传道有胡铭德、唐丕谦、连之舟、刘师娘等四人云。"连警斋记载中也有："传道员如唐、连、孙、刘、于诸位先生，势力雄厚。"两种文献所载人物多有重合，可互证所言不虚。此外，在连警斋所翻译的毓璜顶医院 1925 年年度报告中，还列举了一件生动的事例，借以证明毓璜顶医院所开展的医疗活动对传教事业的推动作用：

> 今再译当年报告书之前言一段（即一九二五年之报告书），录之以概其余。关于去年传道工作（即一九二四年之工作），有三事可以报告，请大众注意者。第一，有一位学

---

① 烟台地方史志编纂委员会编：《烟台史志》，科学普及出版社 1994 年，第 185 页。
② 杨华祥：《1925 年美国医生在烟台毓璜顶医院手术治疗鼻息肉》，《中华医史杂志》，1994 年第 2 期，第 98 页。

生本为基督家庭之儿子，以后反对宗教甚烈，在学校时亦助学生煽动风潮，提倡罢课。今一病不起，乃大悔悟，要求教会牧师到医院来考堂会，欲领洗得救。果于领洗之后，溘然长逝。第二，有一妇人从未听见真道，入院后始闻讲道者之言，而归顺救主，病愈之后，乃入圣经训练班，甚见进步。第三，唐先生传道甚热心，五次下乡寻找在本院养病之人，到过七十七个庄子，找着了六十五个人。更可幸者，郑钦道牧师，支配全部工作，在本院指导一切，凡本院之看护及工友等，无不得益处。

中国凡事已大见进步，前途甚有希望，唯仍有许多地方不讲卫生，以致身体灵魂皆不得平安。是为可悲之事实。安得本院能将此等劳苦背负重担之人，皆召来就主得平安乎？①

---

① 连警斋：《郭显德牧师行传全集》，上海广学会1940年，第308—309页。

八

20 世纪 30 年代的毓璜顶医院

进入 20 世纪 30 年代，毓璜顶医院得到进一步的发展。在 1932 年完成的烟台东海关 1922—1931 十年贸易报告中就记载：

> 烟台的主要医院有毓璜顶医院、中国内地会医院、天主教会医院和福民医院四家，毓璜顶医院大概是四家医院中装备最好的一家，不仅有外国医生，而且有很高声誉的华人医生。[1]

而对这一时期毓璜顶医院较为细致的描述，来自 1937 年出版的由英国人阿美德撰写的《图说烟台（1935—1936）》一书：

---

[1] 边佩全主编：《烟台海关史概要 1862—2004》，山东人民出版社 2005 年，第 48 页。

实际上，从总体来说，相对于人口总量，烟台所拥有的医院和医疗机构是比较丰富的。其中较为重要的医院有：毓璜顶医院、中国内地会医院、天主教布道团医院、阎氏医院和烟台市立医院。在这些医院中，毓璜顶医院可以说是其中设备最好的医院，其中工作的医生既有中国医生，也有外国医生。

关于当时毓璜顶医院的现状，阿美德亦有描述：

毓璜顶医院的正式开业是在 1914 年，当时只有两位医生，即希尔思博士和邓乐潘医生（Robert Dunlap），还有一位美国护士，以及 11 名中国见习护士。在开业当年，医院共收治了 204 名病人，门诊接待了 9 730 名患者。收费总计为 2 730 墨洋，但是总的支出则是 13 246 墨洋。亏损部分则由长老会在美国的总部和个人捐助来补齐。此后，亏损的数额每年逐渐减少，在过去的两年中，医院基本已经可以做到支出与收入大体持平。然而医院中外国职员的工资，则仍要由长老会总部来支付。

在 1934 年一年中，毓璜顶医院总共收治病人 1 133 人。医院现有 85 张病床，对于有些类型的结核病人，医院只能将他们安排在阳台上。应诊病人在 48 小时之内的死亡率只有 1.5%，这个数字是非常低的。医院配备有设备先进的化验室和 X 光设备，还有两套手术设备。医院还为病人提供床单和病服，还可提供西式和中式两种饮食。

毓璜顶医院按照部室进行专业分工，这大大提高了对病人的诊断、治疗和护理效率。这一指导思想也科学地运用在门诊各科室中，门诊大楼设在医院的出口处，是一座二层楼房。各间病房以科室为单位分开，由外科、内科、眼科、妇产科、耳科、鼻科、咽喉科等，专业医生包括四名中国医生和三名美国医生。

毓璜顶医院地理位置优越，向北可以俯瞰美丽的烟台港口，向南则是一片开阔的山间平地。仅仅在其主楼的后面，就有一座发电厂，为医院提供热力。医院还开凿有两口深达200英尺①的水井，为医院提供充足的纯净用水。医院所产生的污水也有专门建立的现代化净化设施进行处理，每天的处理能力是 5 000 加仑。

……

毓璜顶医院在治疗过程中，始终坚持高标准的卫生和整洁要求，其所使用的规范和标准，完全遵照和执行在美国所认可使用的规范和标准，在社会上有良好的声誉。也正因为如此，根据医院所提供的数据，医院的运营成本相对就有点偏高。为了保证高标准的要求，在 1915 年，每张病床每天需要 3.30 墨洋，在 1934 年，每张病床每天也需要 2.37 墨

---

① 据连警斋《郭显德牧师行传全集》第 533 页，井深为 200 尺。

洋，这些费用，基本能够保证尽最大可能地用来给病人提供舒适、卫生的条件，包括温暖通风的病房、浴盆热水洗澡、经常更换清洁的床单、舒适的病床、干净可口的饮食和热心周到专业的护理。①

总体来说，30年代是毓璜顶医院发展的辉煌时期，这主要体现在以下几个方面：

首先，医院的诊疗人数大幅度增加。

在毓璜顶医院开业的1914年，根据前述1916年印刷的《毓璜顶医院》介绍，1914—1915年度，毓璜顶医院包括各种形式的门诊人数为9 666人次，手术人数为148人次，住院人数为204人。进入30年代，这一数字，特别是体现医院业务能力的住院人数、手术人数，得到大幅度增加。曲拯民在其调查报告中，列举了1935—1937年毓璜顶医院的就诊、住院、手术人数。②

年　　份	1935	1936	1937
门诊人数	16 550	16 500	16 780
住院人数	1 182	1 219	1 226
外科手术次数	577	572	493

① 阿美德著，陈海涛、刘惠琴译注：《图说烟台（1935—1936）》，齐鲁书社2007年，第155—156页。
② 曲拯民：《烟台毓璜顶医院与护士学校》，1986年自印本，第50页。

《图说烟台（1935—1936）》一书也记载："在 1934 年一年中，毓璜顶医院总共收治病人 1 133 人。"这一数字，与曲拯民先生的记载也基本一致。

其次，毓璜顶医院的医生数量，特别是中国医生的数量，较之以前大大增加。

连警斋《郭显德牧师行传全集》卷二《山东教会各论》第二款《烟台教会本部一览》，记载了 1934 年毓璜顶医院的一些情况。据其记载，当时医院医护人员包括：

> 自此（笔者按，指 1923 年）以后，又十二年之久，继长增高。至一九三四年（民国二十三年），其掌院首席，不为邓乐播，而为狄珐，其余如毕永旺、司担雷·郝懿德、刘效良、李鸿熙、吴赖安、张峰青、张纪成、威廉·白司德、张书江等诸大夫，皆著名之外国、北平、济南、满州医学毕业生。[1]

其中的邓乐播、狄珐、司担雷·郝懿德、吴赖安、威廉·白斯德无疑都是外籍医生。关于邓乐播、狄珐、吴赖安，前文已有介绍，此不赘述。其中的司担雷·郝懿德，即 Stanley Hoyte，原属于中国内地会的医疗传教士，曾在山西临汾工作，在狄珐

---

[1] 连警斋：《郭显德牧师行传全集》，上海广学会 1940 年，第 309 页。文中张峰青与张书江应该为同一人；此外原书中"司担雷·郝懿德""威廉·白斯德"也写作"司坦雷·郝爱德""威廉·白士德""白士德"等。

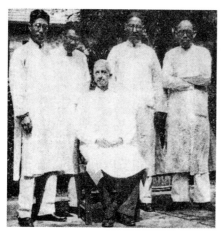

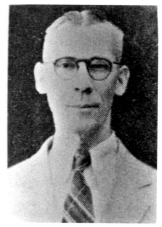

1935年时任毓璜顶医院院长狄琭在回国治病前与医院中国医生合影，后排左起分别为李鸿熙、刘效良、毕重三、张纪成

毓璜顶医院第四任院长白斯德

回国休假和疗病时期加入毓璜顶医院工作。而威廉·白斯德（William L. Berst），1876年出生于美国宾夕法尼亚州，宾夕法尼亚大学毕业后，于1906年被北美长老会派驻中国湖南，在常德、衡阳的教会医院工作。1929年来到烟台，进入毓璜顶医院工作。狄琭医生在美治病期间，威廉·白斯德代理毓璜顶医院院长职务。狄琭去世之后，正式接替院长。1941年底太平洋战争爆发后，日军接管毓璜顶医院，白斯德自愿继续工作。至1943年，日、美第二批交换战俘，白斯德才得以回国，1962年在美国去世。从以上记录可知，这一时期的毓璜顶医院，依然保持着四位外籍医生的规模。

这一时期，从业于毓璜顶医院的中国医生，数量则进一步增加。根据前述连警斋的记载，有毕永旺、刘效良、李鸿熙、张峰青、张纪成、张书江等。其中张峰青与张书江为同一人，明显系作者误记，前文中已有介绍；毕永旺、张纪成、前文也已有介绍，此不赘述。刘效良，山东安丘人，1931年毕业于齐鲁医学院。当年即加入毓璜顶医院，负责小儿科和内科，兼授护士学校的课

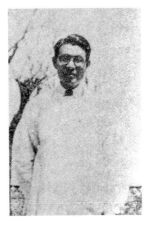

刘效良医生

程，何时离开毓璜顶医院不详。李鸿熙，山东莱阳人，1934年沈阳南满医大毕业，遂进入毓璜顶医院。1936年，曾在烟台会英街开设"李大夫医院"。1947年移居青岛，1951年去世。这些外籍、中国医生，都是国内外著名大学的医学毕业生。

此外，《郭显德牧师行传全集》卷四《郭牧荣哀录》之第三项《郭牧百年寿诞各区教会一览》第二目《烟台教会一览》中，记录了毓璜顶医院1935年的基本情况。据其记载，这一年毓璜顶医院的外籍医护人员有：

吴赖安大夫（Herman Bryan, M.D.），医药博士，X光线主任，实验室主任，教会内科医士，一九〇二年来华（光绪二十八年）；狄珠大夫（Frederick E. Dilly, M.D.），医药

博士，医院监督、外科医士、耳科专门，一九〇七（光绪三十三年）来华，白士德（William L. Berst, M.D.），医药博士、代理监督，因狄例假回国，充医院司库、药物管理员；司坦雷·郝爱德，医药博士、外科医士，原属内地会，为本会借用，以一年为限。吴赖安夫人，护士学校教习、教会书记，一九二〇（民国九年）来华，毕格林女士（Caroline D. Beegle, R.N.），监护主任，一九一七（民国六年）来华；陆瑞德女士（Manquerite H. Luce，R.N.），监护主任，一九三二（民国二十一年）来华；司理特夫人（Mrs. Irene Slichter），斋务管理员，一九三三（民国二十二年）来华。[1]

狄珠大夫夫妇（Dr. and Mrs. Dilly），于去年八月回国休息，盼望今年秋季回华，继续工作。……当狄大夫回国时，内地会有司坦雷·郝爱德大夫（Stanley Hoyte）者，昔曾在山西省临汾县作事，借来补缺，彼与其夫（人）及六个子女，全体加入我们的工作，教会医院，两得其益。[2]

从以上记载来看，吴赖安正好于此年接替了狄珠，其余三位外籍医生依然留任；而对于医院中的中国医生，则没有记载，不

---

[1] 连警斋：《郭显德牧师行传全集》，上海广学会 1940 年，第 561 页。
[2] 连警斋：《郭显德牧师行传全集》，上海广学会 1940 年，第 553—554 页。

知一年来的变化。

　　除以上连警斋所记载的中国医生，在曲拯民的调查报告中，这一时期的中国医生还有：王永仁，1930 年毕业于齐鲁医学院，1937 年加入毓璜顶医院。李伯南，1933 年毕业于通州潞河书院，[①] 次年加入毓璜顶医院。梁其琛，1933 年毕业于齐鲁医学院，1937 年与夫人刘明珍同时加入毓璜顶医院。抗战胜利后，曾短时担任过毓璜顶医院的院长。刘明珍，1933 年毕业于齐鲁医学院，是毓璜顶医院的第一位妇科女医生。王兆祥，出生医学世家，毕业于北京医专，1937 年加入毓璜顶医院等。[②]

　　再次，毓璜顶医院的财务状况得到极大改善，在 1936 年前后，甚至基本实现了收支平衡。

　　曲拯民先生在其报告中，罗列了毓璜顶医院 1935—1937 三年的收支报告。其中 1935 年，诊疗收入（以下均为法币单位）为 48 514 元，全年支出为 49 716 元；1936 年，诊疗收入为 55 351 元，全年支出为 55 547 元；1937 年，诊疗收入为 57 757 元，全年支出为 57 406 元。对此，院方指出：

　　　　本院自创办以来，经过二十年时光，至一九三四年始渐

---

① 通州潞河书院，指美国基督教公理会于 1867 年在北京通州创办的一所教会学校，先后称为"潞河男塾""八境神学院""潞河书院""协和书院"等，即现在潞河中学。
② 曲拯民：《烟台毓璜顶医院与护士学校》，1986 年自印本，第 19—26 页。

达自给自足的境地。然过去赤字之补，仍须借重捐款。三七年，洋商、本院美籍同人、烟台长老会传教士，合力集捐款一七四八元，与二十年前比较，中国人的吝惜程度依然如故，是年仅捐一九〇元，共计一九三八元。迨一九三七年，破以往记录，稍见盈余。[1]

这一记载，也得到其他资料的旁证。在阿美德 1937 年出版的《图说烟台（1935—1936）》一书中也记载：

> 毓璜顶医院的正式开业是在 1914 年……在开业当年，医院共收治了 204 名病人，门诊接待了 9 730 名患者。收费总计为 2 730 墨洋，但是总的支出则是 13 246 墨洋。亏损部分则由长老会在美国的总部和个人捐助来补齐。此后，亏损的数额每年逐渐减少，在过去的两年中，医院基本已经可以做到支出与收入大体持平。然而医院中外国职员的工资，则仍要由长老会总部来支付。[2]

作为一所教会医院，在当时的中国能够做到财务平衡，不再依靠捐款，特别是美国长老会总部的捐款支持，这实在是一项非

---

[1] 曲拯民：《烟台毓璜顶医院与护士学校》，1986 年自印本，第 51 页。
[2] 阿美德著，陈海涛、刘惠琴译注：《图说烟台（1935—1936）》，齐鲁书社 2007 年，第 155 页。

常了不起的成绩。

其四，毓璜顶医院对基督教的传播，虽然依然起到了积极的促进作用，但也体现出教会医院世俗化的新特点。

连警斋《郭显德牧师行传全集》卷四收录的撰写于1935年的《烟台教会一览》，就这一时期毓璜顶医院与传教工作的关系记载：

> 该医院今年既有其自己之报告，故本册不愿在其物质及营业方面再事铺张，只将其对于基督教之工作，略为声叙。有二人已献主为圣，终日为主作证，往来于病厅病室间；又有二位女同志，亦尽力工作，在病室之间或等待室内。
>
> 病室光阴之消磨，甚是冷静，有传道者时来讲道，不第助兴，且可听道。而护士亦有甚热心者，彼此帮助，以尽其职；且常为之祈祷，以致其力；最令人欢喜不置者，即是学生及监护长亦皆热心传道，不惮辛苦。不愿听道者，亦不强迫其听闻。有重病者，亦不使其听闻，免扰神经。故全院之人都甚喜欢讲道，绝无推辞。现时在医院中讲道，比较往年差近容易，一因基督教为多人欢迎之宗教，二因医院病人常有基督徒在内同病相怜，随时讲说，即可令人领悟。其中有病体很轻者，辄随传道员自此病间到彼病间，听之又听，听足方休。《圣经》节录单行本，及《官话问答》[①]，时常卖尽，

---

① 即倪维思夫人撰写的《官话教义问答》，这是一本宣传基督教的启蒙读物。

不敷应用，有病人在病间受洗，亦有人应许出院之后受洗。有一病人领洗之后，当即打发人招呼其兄长及朋友来，以真道劝之，令其速速悔改，受洗得救。

看护内有两个查经班，每礼拜聚会二次，有一位监护长，捐其月假之一半，到两处乡区传道。传道员之势力及我们职员之同情力，皆足使我们欢喜，归荣耀于上帝。职员团体之精神，及护士们不断之证见，故全病室之人，都喜欢听道理。[1]

但也要看到，在基督教入华初期，医疗事业是完全为传教工作服务的，教会一再强调医院应该是传教机构。美国长老会总部的斯比尔 1897 年在考察报告中明确指出，过度重视医疗工作，使得传教士没有多少时间进行巡回布道，但"我认为传教士必须自己举行巡回布道"，不能以牺牲传教事业来促进医疗事业的发展。对此，斯比尔曾明确指出：

> 为尽可能多做一些慈善事业，牺牲了传教目标。教会医院应该为实现传教目标牺牲医疗事业。我们没有义务也不可能救治所有中国人。我们的目标将基督精神根植于中国，在差会投入资金的地区结出基督教的果实。……如果所有医学传教士首先将自己看作是传教士，减少治疗病人和其他工

---

① 连警斋：《郭显德牧师行传全集》，上海广学会 1940 年，第 562 页。

作，以便最大程度在精神方面影响那些找他们治病的人，我们的医院将在传教方面做出更多的贡献。①

但是进入 20 世纪 30 年代之后，中国国内形势与基督教来华初期已经大不一样。越来越多的医生认为，医生的职责当在于医疗和救护，医院工作负担沉重，使医生无法顾及布道工作，倘若分心兼顾传道，势必影响医疗业务，所以传道工作应当由专门的传教士担当。在许多教会医院里，外籍医生们也逐渐改变了以前以医院为传教工具的态度和做法，而把医疗工作的质量和效果放在诸项工作之首位。教会医院的世俗化已经成为一种必然趋势。就毓璜顶医院而言，在其早期稽尔思、邓乐播等都参与过巡回布道，但进入 30 年代之后，再没有看到过有外籍医生参与巡回布道的记载。在这一时期的许多记载中，更强调的是毓璜顶医院在医疗工作中所坚持的高标准和高水平，而不是做了多少宣讲和吸收了多少教徒。

特别是毓璜顶医院自 1914 年创立之初即确立的高质量诊疗和护理标准，依然得到延续，并得到广泛的认可："毓璜顶医院在治疗过程中，始终坚持高标准的卫生和整洁要求，其所使用的规范和标准，完全遵照和执行在美国所认可使用的规范和标准，在

① Robert E. Speer, *Report of the China Mission of the Presbyterian Board of Foreign Mission*, New York, 1897, pp.56—57.

社会上有良好的声誉。"① 在这几份文献资料中，都无一例外地强调一个事实：毓璜顶医院依然是烟台这座城市中最好的医院。自其 1914 年创立以来，一直是最好的医院。

但同时，在这些 30 年代形成的有关毓璜顶医院的文献记载中，也提出了一些无可奈何的问题。比如 1934 年时任毓璜顶医院院长的白斯德在其撰写的 1933 年度工作报告中，对中国患者依然不习惯于诊病之前先交挂号费，烟台一些小诊所利用欺骗手段抢夺患者、恶意竞争，病人不知及时就诊延误病情，经济衰退导致捐款减少等问题，就颇感头疼：

> 今有一事，使本院大为受难，即来看病者，多不愿交挂号费。其实他们在那不挂号的医院治病，所化费的种种项目，统而计之，所费实巨，不过其不觉耳。故本院对此种情况，曾细心研究，有许多欲来看病之人，即因此小费，恒被其亲戚或祖母所拦阻，彼等虽有敷余之钱，亦不肯交纳。故不得已，有病者恒视其人而定，或纳全份，或纳零份，或全不缴纳。有许多小孩因有此阻隔不愿进院，及至进院又不愿出去，所耗甚大也。有许多病人，因找不着铺保，以致不能进院。故本院不得不略行改变章程，将挂号费减轻，欲求一位善于社交者，在医

---

① 阿美德著，陈海涛、刘惠琴译注：《图说烟台（1935—1936）》，齐鲁书社 2007 年，第 155 页。

院之中，往来讲说，妥为应酬，以要求病者之同情，不使来而复去。现时本院即缺少此种人物，以广招徕，而安人心。

其大原因即现时烟台商埠，开有许多无名及不负责任之普通小医院，进内治病多为种种小病，故不须挂号，而药费却是很重，病人无从知之。来本院者，多为重大症候，须经详细之诊断，及慎重之检验，始能下手治疗。手术纷繁，认真办事，病人初不知之，医药所费亦不知其轻重，枉加批评，以故本院受此不白之冤，竟落投机者之网中，而自鸣得意。安得烟台当局者，取缔此种劣等医院，为人民请命，为社会造福，以提倡发达真正有益之医院乎？

有许多病人，因在他处小费医院治之不愈，又来本院求医。究其所费数倍于本院之挂号费，且时期较久，病势加重，所费手续及医药痛苦合而计之，或相倍蓰。于兹方始悟其真理之所在。然而晚矣。更有许多病人，迫不及待，因而丧命，岂非可惜。故本院不能不为此熟计妥筹，以求避免此种不幸。

其余如更换水箱、改组看护、防止药物、经济报告、常年捐款，皆有所计划。关于医院传道，除妇女会有一部份发给薪金外，其余皆是义务。现时经济困难，商店倒闭者甚多，故本院捐款亦受影响。盼望天上的救主，乃是我们的大医生，先医治好了我们的病，然后我们方可医治病人。①

① 连警斋：《郭显德牧师行传全集》，上海广学会1940年，第309—310页。

九

毓璜顶医院附设护士学校的历史

正所谓"三分治，七分养"，对于患者来说，设备先进的医院、技术高超的医生、效果明显的药物、及时果断的处置、卫生健康的环境固然都很重要，但细心专业的护理、体贴周到的服务也非常关键。毓璜顶医院 1914 年创建伊始，从西方医学理论出发，就高度关注护理环节在医疗实践中的作用，因为不可能派遣大量外籍人员充任护士，只能开展对中国人的培养。

在前述 1916 年印刷之《毓璜顶医院》一书中，提及新建的毓璜顶医院所面临之困难时就描述：

> 治病贵有良医，亦贵有相当之看护。本院初开，所用看护，仅及一周，资格尚浅，使属之人，亦未为妥当，故此两等人，本院尤极为着意。

中国看护之人，本为幼稚时代，男人愿学看护学业是用者，故不可多得，而女界则为尤甚，此正因本埠无特别中等女学校之故也。有志整顿医业者，宜于此注意焉。

由此可见，创建之初的毓璜顶医院已经迫切感到，没有合格的护理人员是当时所面临的最重大困难。因此，在毓璜顶医院创建的同时，为了医院自身的需要，就同时创建了一所附属护士学校，这是山东第一所护士学校。

根据稽尔思于1915年所撰写的毓璜顶医院1914—1915年度工作报告，初创的护士学校由毓璜顶医院美籍护士长普琳露丝负责，1915年时，共招收护士14位。

该院于初开办时，幸医学手术特佳，医道精明，先行治愈教会中著名之太太多人，于是声誉鹊起，四海扬名，始得荣光，猛力前进，至有今日之成绩。现时共有护士十四位，男十一，女三，皆为普琳露丝所管辖。有许多自他处医院来见习看护者，学成之后，到他处作事，皆有高等声价。故各处医院，皆钦仰本处之教，实不亚于美国本身之技术。而"差不多"三字即成了他们的"滑铁卢"（滑铁卢，Waterloo，比利时国之一村，一八一五年六月十八日，为惠灵吞侯之大本营，攻破拿波仑之军队，所谓滑铁卢之战是也，今言一战成功之意也）。普琳露丝于起首训练之时，尝自叹曰："开首功课，难如登天。"护士们既不懂得"清洁"二字是什么意思，更不懂得"服从"二字是怎样讲法，观普护士之态度，彼于教练之初，当有许多不可说之隐痛也。六个月之后，普女士官话学得好些，即担巨任，充当护士长，以训练院内所有之练习生，大见成功。女士复以坚决之力，容忍之心，得到与美国护士相等之目标，恢恢有余。[1]

在稽尔思同一时期的另一份报告中，也讲到：

院内所有男女老幼之病夫，皆受看护长普琳露丝之管辖，所有男女护士，皆受其节制，以处分一切。所有中国护士，皆须住于院内，以备不时之需。[2]

民国初年，民风依然保守，北方尤甚。据曲拯民的记载，在1914年毓璜顶护士学校初次招生时，仅得男性11人，并无女性参加。在以后的招生中，才开始慢慢有女生出现。当年课本缺少，只能由中美医生编写讲义，并向华南、华中地区的基督教会医院索取。这一时期，附属护士学校完全是为满足毓璜顶医院的需要而设立的，学生参与医院的实际护理工作要远远重要于上

---

① 连警斋：《郭显德牧师行传全集》，上海广学会1940年，第535页。
② 连警斋：《郭显德牧师行传全集》，上海广学会1940年，第306页。

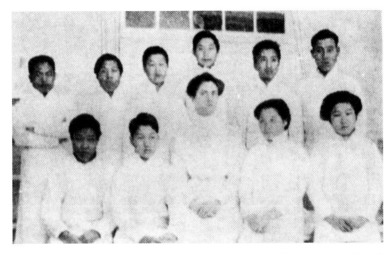

1914年护士学校第一期护士训练班学员，前排中间为第一任护士学校校长兼毓璜顶医院护士长普琳露丝

课，护士学校的校长都由毓璜顶医院的护士长充任，而授课老师也都是医院的中外医生。由于学生文化程度的差异、语言和文字的障碍、性格特点和生活适应等种种问题，多数学生半途而废。这一时期的护士学校，与其说是一所学校，还不如说就是毓璜顶医院的护士训练班，办学并不正规。这一现象，一直到12年之后的1926年才结束。

　　促使毓璜顶护士学校迈入正规化的一个重要因素，是中国护士会的成立。中国护士会的历史，可以追溯至20世纪初。1900年后，由于美、英、法等国所属的在华教会医院迅速发展，外籍护士来华者剧增，西方护理理论东渐之风日盛并得以在中国扎根。

特别是 1899 年国际护士会成立之后，1909 年 8 月，以西方教会医院医护人员为主体，在美籍护士信宝珠（Cora E. Simpson）的倡议下，在江西庐山召开会议。会议拟定章程，成立了"中国看护组织联合会"，简称中国护士会。这是我国成立最早的学术团体之一。中国护士会的宗旨是团结广大护理工作者，为繁荣和发展中国护理科学事业，促进护理科学技术的普及、推广和进步，维护人民身体健康而服务。中国护士会的成立，标志着中国护理事业步入规范化、组织化阶段，翻开了中国护理发展史上最具历史意义的一页。中国护士会的第一届会长（即理事长）是盖仪贞（Nina Diadamia Gage），此后 8 届会长亦均为外籍护士，直到 1928 年第 9 届理事会才开始由中国护士伍哲英任会长，施锡恩任总干事（秘书长）。1912 年，中国护士会成立教育委员会，参考美国护理经验，制订了一系列有关护士教育的规定，使我国近代护理开始向系统化、理论化以及初步规范化发展迈出了第一步。

就在 1914 年 6 月毓璜顶医院成立的同时，中国护士会在上海召开第一届会员代表大会，出席会议的 24 名代表中仅有一名中国护士，在会上，英、美、德籍护士代表就"训练中国护士方法""中国毕业护士与其机会"等作了交流与讨论，并开始制订、统一、编译护士学校课程，组织全国护士会考，办理护士学校注册，颁发护士毕业证书等方面工作，极大地推动了中国护理事业的发展。1918 年，中国护士会在福州召开第四届会员代表大会，针对当时中国女护士能不能护理男病人的问题，重点展开讨论，并决定由外籍女护士陪同中国女护士一起开展护理男病人的工作。这打破了"男女授受不亲"的封建礼教束缚，在中国近代护理学史上可称为一个革命性的突破。1922年，国际护士会接纳中国护士会为其第11个会员国。1923年，中国护士会改称中华护士会；1936年，中华护士会又改名为中华护士学会；1942年又改称中国护士学会。1964年，中国护士学会在北京召开第18届全国会员代表大会，将中国护士学会改名为中华护理学会，这一名称沿用至今。2013年5月8日，中华护理学会再次获准加入国际护士会。

毓璜顶医院建立的同时，就建立了附属的护士学校。适逢中国护士会第一届会员代表大会召开，作为规模较大的在华教会医院，毓璜顶医院附属护士学校自然从一开始就遵从了中国护士会所制定的规章制度和教学标准。据说中国护士会当时所订立标准为：会员学校所在的医院必须有男女病床二十五张以上，每年至少有二百名以上男女住院病人的记录，内、外、妇、孺、产各科须齐全，医院的医生须兼职教授课程，学制至少三年，课程与考试标准以及考试委员悉经中国护士会指定，考题以八种主课为至低限度，等等。1918年，毓璜顶护士学校就向中国护士会申请登记为会员，是山东全省最早提出申请的一所护士学校。但直到1926年，毓璜顶护士学校的课程和考试标准才提升至中华护士会[①]

---

① 1923年，中国护士会改名为中华护士会。

的标准，获得中华护士会通过。这一年，毓璜顶护士学校完成学业者，有 17 名男性和 3 名女性，其中仅有 4 名男性获得中华护士会所核发的文凭，他们是冷书章、王凤翮、李世英和王让礼。1926 年毕业的这 4 名获得中华护士会所核发文凭的男性毕业生，被称为毓璜顶护士学校的第一届毕业生。①

此后，随着社会风气的逐渐开化，报考毓璜顶护士学校的女性生源也逐渐多了起来，至 1937 年之后，几乎全部成为女性。据曲拯民先生的统计，毓璜顶护士学校的历届毕业生有：

界　别	时　间	毕　业　生	
		男　生	女　生
第一届	1926 年	冷书章、王凤翮、李世英、王让礼	
第二届	1927 年	张寿峰	生玉珍、赵光珍、马凤莲、赵贵蓉
第三届	1928 年	郑均	孙英环
第四届	1929 年	沈伯祥、孙景哲	官贵美
第五届	1930 年	毕庶谷、丛振国、王裕珩	姜悦兰、曹秀蓉
第六届	1931 年	赵继恩、杨宗顺、李志仁、李科贵、罗振球	宋贵芝、王惠英、孙闺郁
第七届	1932 年	安耕九、赵熙升、李鉴全	张淑玉、李昌惠
第八届	1933 年	张秉和、宫润岫、郭世恩、生刚	朱美玉、曲慎容、张汝君、栾乐义、董玉英、王孟光、孙瑞楣

---

① 曲拯民：《烟台毓璜顶医院与护士学校》，1986 年自印本，第 32 页。

（续表）

界　别	时　间	毕　业　生	
		男　生	女　生
第九届	1934 年	刘纪成、杨世春	王玉洁、范伯云、于芳莲、龚泉生、毕华桢
第十届	1935 年	张宝田	宁以若、孙兰香、于泽民、张玉兑、郝美玉
第十一届	1936 年	刘安礼、赵嗣宝、丁志洲	王璞真、于淑真、李悦兰、张次姮、谢美云、侯文秀、王文玉
第十二届	1937 年		郭淑蔚、孙佑华、张鸿玉、曲羡真、王修珍、梁秋香、杨淑贞、陆馥珍、孙云蒸、谢莉莉、徐修梅
第十三届	1938 年		宁善果、郑创文、刘全德、赵玉英
第十四届	1939 年	葛昌	高慕文、赵又洁、丛秋滋、邹积瑗、许桂梅、张庭芳、李春华
第十五届	1940 年	房书领、李珍然、高俊儒、罗振奥、李馨源、韩竞雄、孙佩德、杨洁琛、汪淑芳、姜义麟、乔玉洁、张素贞、王云梅	
第十六届	1941 年	宁爱丽、王婉梅、宋惠英、曲天民、陈恩荣、杨洁琛、张素贞、郭淑德、汪淑芳、王淑美、石志明、姜义麟、郭芳琳、葛许植、乔玉洁、王云梅	
第十七届	1942 年	邱豁玲、李竹青、李义青、孟宪珣、王芳明、王淑章、王玉珍、杨怯红、袁协治	
第十八届	1943 年	张金英、张国琴、赵玉玲、陈育芝、姜树仙、楚新启、侯五旬、管秋英、刘爱卿、尚美善、孙建兰、段美丽、滕爱兰、王素芝、高玳辉、李青春、于培梅	

（续表）

界 别	时 间	毕 业 生	
		男 生	女 生
第十九届	1944 年		戚志英、贾美琳、徐雪英、梁苌圣、梁淑英、刘秉娴、宋美丽、孙淑清、王美丽、王从真、武肇文、于恩惠

以上人员名单，引用自曲拯民先生的调查报告。因为曲拯民先生并没有开列出参考文献，其资料来源并不清楚。但曲先生在调查报告中多次强调，其所获资料，是在大量实地调查，特别是联络、采访当事人的基础上完成的。曲先生长期在国外生活，由于家庭关系，与其中多人有直接交往，自然有此得天独厚之条件。

此外，英国人阿美德 1937 年出版的《图说烟台（1935—1936）》一书在介绍毓璜顶医院时，也提及了这所毓璜顶护士学校：

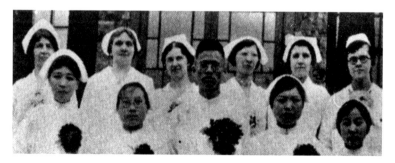

1927 年护士学校第二届毕业生合影
（后排为外籍护士，左起第一人为毕格林）

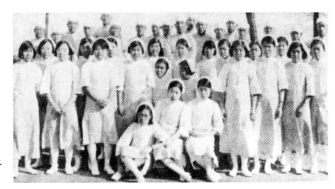

1931 年护士学校全体
人员合影

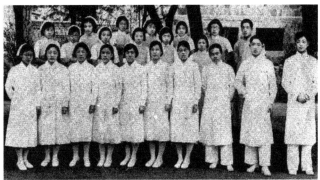

1936 年护士学校第 11
届毕业生合影（前排）
（后排为当年录取的新
生）

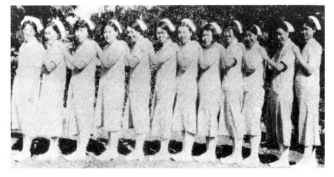

1937 年护士学校毕业
生合影
（最前一人为新任校
长聂荣贞）

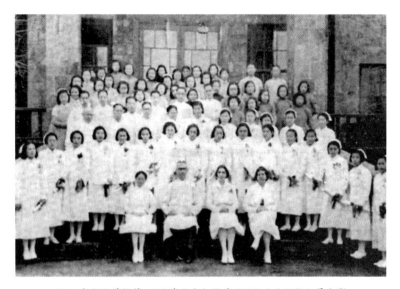

1941 年护士学校第 16 届毕业生与毓璜顶医院全体医护人员合影
（前排为时任护士学校校长聂荣贞，时任毓璜顶医院院长白斯德，前任护士学校校长陆瑞德、毕格林）

　　此外，毓璜顶医院里还有一个重要的部门，这是一所护士训练学校，创立于 1914 年，当时有 11 名中国男女学生。在最初，学校只接受寡妇和成年男子进校学习护理，但是后来，只要完成了 8 年普通学校教育的男女学生都可以入校就读。但是现在，只有那些学习成绩优异的高级中学毕业生才有资格被录取。在 1918 年，学校成为中华护理学会会员学校。只有那些全部完成了学校规定课程的学生，才能拿到医院的任职资格证书。学校规定的训练课程，包括在课堂的讲授，和在老师的监督下，在病房、手术室、食堂和门诊科室等部门的实习两部分。护理工作分为夜班和日班。现在，学校的教工和学生包括两位美国护士长（其中一名属于兼职）、一名中国指导教师、7名已经毕业的中国护士和27名依然在校学习的学生。在中华护理学会指导监督下，自1926年第一届毕业生毕业后，已有56名学生从医院和中华护理学会拿到了文凭和任职资格证书。①

从以上描述中我们发现，阿美德的记载与曲拯民的记录之间，虽然细节上有些出入，但总体一致，并且可以肯定的是，两者之间并不存在相互参考的可能。特别是阿美德提到："自1926年第一届毕业生毕业后，已有56名学生从医院和中华护理学会拿到了文凭和任职资格证书。"统计曲拯民先生所调查而来的历届毕业生名单，自1926年第一届毕业生起，到1935年为止，毓璜顶护士学校毕业生人数正好是56名。此外，两人也都记载，护士学校创立的1914年第一次招生时共招收了11名学生，护士学校是在1918年向中国护士会提出备案。这足以证明曲拯民先生调查工作的详细认真。当然两种文献之间也有一些差异。比如根据阿美德的记载，护士学校1914年创立时，当年接受了11名

---

① 阿美德著，陈海涛、刘惠琴译注：《图说烟台（1935—1936）》，齐鲁书社2007年，第155—156页。中华护理学会，即中华护士会。

男女学生；而曲拯民则认为，当年仅得男性 11 人，并无女性参加。对这些细节的辨证，还有待于新资料的发现。

从毓璜顶医院和护士学校的关系来看，护士学校是与毓璜顶医院实际是同时建立、一体运作的。特别是在其初期，负责护士学校事务的校长就是毓璜顶医院的外籍护士长，护士学校的学生同时也是毓璜顶医院的护士，管理人员和授课老师也都是毓璜顶医院的中外医生或护士。但还是要看到，护士学校也不是一个专门只给毓璜顶医院培养护理人员的内部培训机构，哪怕是在护士学校创建之初，所培养学生的就业也是面向社会，而不是全部仅服务于毓璜顶医院。上文引用之稽尔思于 1915 年所撰写的毓璜顶医院 1914—1915 年度工作报告中就称：

> 该院于初开办时，幸医学手术特佳，医道精明，先行治愈教会中著名之太太多人，于是声誉鹊起，四海扬名，始得荣光，猛力前进，至有今日之成绩。现时共有护士十四位，男十一，女三，皆为普琳露丝所管辖。有许多自他处医院来见习看护者，学成之后，到他处作事，皆有高等声价。故各处医院，皆钦仰本处之教，实不亚于美国本身之技术。

由此来看，护士学校创办之初，不限于满足毓璜顶医院自己的需要，亦为社会培养人才。当然作为毓璜顶医院的附属护士学校，毕业生优先服务于毓璜顶医院是自然的。根据曲拯民先生

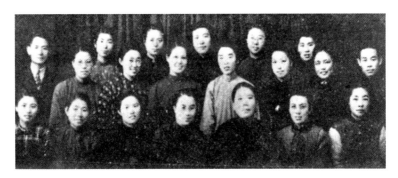

1947 年护士学校校友在青岛聚会合影

的调查，曾服务毓璜顶医院的护校男女毕业生，就有生玉珍、马
凤莲、官贵美、曹秀蓉、张淑玉、孙瑞楣、范伯云、王文玉、沈
伯祥、安耕九、罗振球、官润岫、张秉和、刘安礼、赵嗣宝等多
位。1986 年曲拯民先生完成《烟台毓璜顶医院与护士学校》一
文时，居住于海外尚健在的 7 名护校校友谢莉莉、石志明、高慕
文、宁爱丽、郭淑德、王芳明、姜树仙，还联名撰写序言祝贺。

　　根据阿美德的记载，护士学校在创建之初，由于社会观念守
旧，招生困难，对学生并没有什么要求，只能"接受寡妇和成年
男子进校学习护理"。这种学生素质，难怪前文所引述第一任校长
普琳露丝小姐感慨："'开首功课，难如登天。'""护士们既不懂得
'清洁'二字是甚么意思，更不懂得'服从'二字是怎样讲法，观
普护士之态度，彼于教练之初，当有许多不可说之隐痛也。"① 但

_____

① 连警斋:《郭显德牧师行传全集》，上海广学会 1940 年，第 535 页。

到了后来，是"只要完成了 8 年普通学校教育的男女学生都可以入校就读"；而到 1935 年前后，"只有那些学习成绩优异的高级中学毕业生才有可能被录取"，说明护士学校的生源质量已经有了很大提高。但要看到，同一时期中国的其他一些护士学校，则对入校学生的要求更高。比如北平的协和医院护士学校、上海的西门妇孺医院（Margaret Williamson Hospital）[①]护士学校，起点都是大学毕业。因此从毓璜顶医院护士学校毕业的学生，有些也前往这些护士学校继续深造。

作为一所教会医院附设的护士学校，学校非常注重基督教思想的灌输和培养，将基督仁爱精神与护理病人所需的温和、耐心、体贴要求相结合，所谓"学校等于一间基督化的大家庭"。连警斋《郭显德牧师行传全集》卷四收录的撰写于 1935 年的《烟台教会一览》就记载："看护内有两个查经班，每礼拜聚会二次，有一位监护长，捐其月假之一半，到两处乡区传道。传道员之势力及我们职员之同情力，皆足使我们欢喜，归荣耀于上帝。职员团体之精神，及护士们不断之证见，故全病室之人，都喜欢听道理。"[②]就要求上来说，护士学校严格按照中华护士会的标准要求，重质不重量。如上所述，自 1926 年至 1935 年，总计只有 56 名合格毕业生。就是到 1937 年抗战爆发

[①] 上海西门妇孺医院，即今天的上海复旦大学附属妇产科医院，美国人 Margaret Williamson1884 年于上海创建。

[②] 连警斋：《郭显德牧师行传全集》，上海广学会 1940 年，第 562 页。

时，获得中华护士会考试合格而准予毕业的合格毕业生总数也仅有 77 人。

　　毓璜顶护士学校自 1914 年创建，至抗日战争胜利前夕停办，共经历了 5 任外籍校长和 1 任中国校长。第一任护士学校校长，为美籍护士普琳露丝小姐，她同时也是 1914 年毓璜顶医院初建时的医院护士长。根据稽尔思于 1915 年所撰写的毓璜顶医院 1914—1915 年度工作报告："普琳露丝，一九一三年民国二年来华，现充毓璜顶医院护士长。""现时共有护士十四位，男十一，女三，皆为普琳露丝所管辖。"普琳露丝于毓璜顶医院创建前夕的 1913 年来华，但似乎不久就打算返美，在《烟台教会一九一四（民国三年）统计表》之丁《现时尚缺工作人员》中，"毓璜顶医院"项下就有："医院舍监一人；女护士代替普女士一人。"[1] 也就是说长老会烟台教区在普琳露丝来到烟台的第二年，即请求美国总部再派遣一名女性护士来烟台，并特别说明是来替换普琳露丝。因此在 1915 年 Agnes Watson 来到烟台后，普琳露丝就返回了美国，据说是回去结婚。

　　第二任护士学校校长，即 Agnes Watson。于 1915 年来到烟台，1917 年因病返回美国。因资料缺乏，其他具体细节无从得知。

---

[1] 连警斋：《郭显德牧师行传全集》，上海广学会 1940 年，第 540 页。

第三任护士学校校长，为 Ruth McIvor。她于 Agnes Watson 1917 年因病回国后来到烟台，在服务医院和学校四年之后，于 1921 年回国。在她任内，毓璜顶护士学校向中国护士会提出了登记申请。

第四任护士学校校长，就是毕格林。毕格林毕业于美国宾夕法尼亚大学护理科，于 1917 年来到烟台，在 Ruth McIvor 于 1921 年回国之后，到 1933 年之前，一直担任护校校长，并在此后继续在毓璜顶医院和护校工作，在毓璜顶医院工作长达 25 年。直到太平洋战争爆发后，日伪接管医院，毕格林设法离开烟台，据称 1943 年在成都华西坝五大学的联合医院工作，抗战胜利后，毕格林供职南京鼓楼医院，1949 年返回美国。

郑千里 1923 年出版的《烟台要览》之《卫生篇·医药卫生》"医院"条目中，对毓璜顶医院有如下记录："至护士学校校长，为毕格林君（美国偏司韦尼大学毕业），副校长为贝美芳君（英国圣路加医院毕业），护长为安德顺君（颇多迁医院毕业），及郭培桢君，计收男护生十陆位，女护生二位。"也证明在 1923 年，护士学校的校长就是毕格林。

护士学校的第五任校长，为陆瑞德，毕业于美国耶鲁大

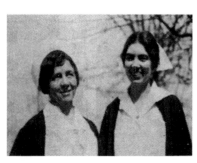

护士学校第四任校长毕格林（左）、第五任校长陆瑞德（右）

学护理系，1933 年来到烟台后，接替毕格林担任护士学校校长。1937 年，根据当时的国民政府南京教育部规定，为收回教育主权，全国护士学校必须遴选中国人担任校长。陆瑞德遂于当年卸任校长，但依然在医院和护校工作，直到太平洋战争爆发之后的 1942 年才被日本侵略者遣返回国。

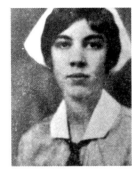

护士学校第五任校长陆瑞德

以上先后 5 任外籍护士学校校长，同时也担任着毓璜顶医院的护士长。此外，在护士学校工作过的外籍护士还有：贝美芳，加拿大国籍，毕业于英国圣路加医院，1920 年加入毓璜顶医院。1931 年后前往济南，曾担任齐鲁大学医院护士长。安德顺，毕业于加拿大多伦多一所医学院，1922 年加入毓璜顶医院，1924 年返回美国。1923 年出版的《烟台要览》也记载此年贝美芳和安德顺就供职于毓璜顶医院。克夫人（Florence Kidder），毕业于美国宾夕法尼亚州匹兹堡公立医院护理科，1935 年加入毓璜顶医院，担任门诊部主任护士，1940 年回国。爱斯德，美国哥伦比亚大学护理科毕业，1920 年受美国长老会派遣前来中国，初期在安徽工作，1923 年加入毓璜顶医院。1925 年与毓璜顶医院

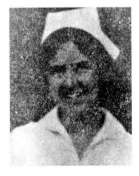

吴赖安夫人爱斯德

美籍医生吴赖安结婚，婚后继续在护士学校授课，但按照当时女性护士婚后不再从事护士职业的规定，此后不再兼任毓璜顶医院工作，转而执教真光女中、爱道女校等烟台教会学校。1937年与吴赖安回国休假，适逢"七七事变"爆发，因考虑战争危险和养育孩子的原因，爱斯德和孩子们留在了美国，吴赖安只身返回烟台；太平洋战争爆发后，1942年吴赖安以日美换俘的方式返回美国。美国护士 Martha Wylie、加拿大护士 Clair Malcolm，也曾短期服务于护士学校。正是这些外籍护士，开启了烟台最早的护士教育。"这些具有献身精神的（女性）医护人员的伟大爱心和宝贵奉献，受到了上帝的祝福，上帝利用医学大施恩惠，以消除愚昧，令许多家庭感受其存在。"[1] 在她们的言传身教之下，中国父母才逐渐开始将自己的女儿送进护士学校学习。"基督教徒开创护士职业，比起介绍现代医学、创办医院更是一个伟大的成就，但是如果没有西方的基督教徒妇女树立的榜样，中国的年轻妇女是不会来的。"[2]

护士学校的第六任校长，为中国人聂荣贞，她是毓璜顶医院护士学校的第一位中国籍校长。聂荣贞，原籍江西，上海西门妇孺医院护理科毕业后入协和实习。自1937年2月1日起任毓璜

---

① C. K. Roys, *Work For Women in Shandong*, Donald Macgillivray ed. , The China Mission Year Book, 1914, the Christian Literature Society for China, Shanghai, 1914, p.225.

② 郭查理著，陶飞亚、鲁娜译：《齐鲁大学》，珠海出版社 1999 年，第 119 页。

顶医院护士学校校长，一直到太平洋战争爆发，日伪接管毓璜顶医院为止，在职共有5年时间。据说1943年，聂荣贞前往四川工作，抗战胜利后，在南京鼓楼医院供职。1948年前后，移民美国，此后一直在美国生活，1976年于美国俄亥俄州的克利夫兰去世。聂荣贞之前的5任护校外籍校长也同时兼任毓璜顶医院护士长，但聂荣贞是否也兼任了毓璜顶医院护士长，目前不得而知。

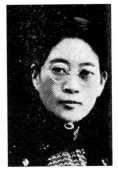

护士学校第六任校长聂荣贞

聂荣贞于太平洋战争爆发后即辞去校长一职。但根据曲拯民的统计，护士学校至少开办到了1944年，聂荣贞之后的护士学校校长是谁，日伪接管毓璜顶医院之后，护士学校状况如何，以及护士学校具体什么时间停办，目前都不得而知。

毓璜顶医院附属护士学校的创办，不但满足了毓璜顶医院的护理需要，其社会意义更是巨大。在讲求男女大防的中国社会，医院全面使用女性做护士是相当困难的。因此，护士学校从最初培养男护士，到培养男、女护士分别照看男、女病人，再到几乎全部培养女护士这一过程，不但逐渐使人们认识到护士是一项令人尊敬的职业，也为女性走上独立工作的道路扫清了障碍，一定程度上加速瓦解了封建礼教所规定的迂腐道德准则和行为规范，将更多的烟台女子从家庭的禁锢中解放了出来，把深藏闺中的妇女引导到社会服务的职业生涯，从家庭走向社会，为山东培养了最早的一批护理人才。

护士学校还有一首校歌：

遥望绿水清波天色共苍茫，
近依毓璜山岑峦光蓬莱傍。
胜地独揽建设我校福一方，
伟哉福民功业日进永无疆。

（副歌）
声闻令誉洋溢乎中外列邦，
兹惠心泽广被乎胶东各乡。
良医良相永为斯民之保障，
山上坚城台上灯光亿万斯年无限量。
（……）

十

20 世纪 40 年代之后的毓璜顶医院

　　"七七事变"爆发后，日军于 1938 年 2 月 3 日进占烟台。当时，英、美等西方国家还未与日本宣战，作为中立国，英、美在华侨民和各项产业，也未受到大的冲击，毓璜顶医院依然还能正常运作。但 1941 年 12 月 7 日，日本偷袭美国海军基地珍珠港，太平洋战争爆发后，英、美正式对日宣战。英、美在华侨民和产业，被日本视为敌对国侨民和资产。包括毓璜顶医院在内的外籍医护人员，或被羁押，或被遣返，而毓璜顶医院也被日伪没收接管。

　　也许因为时局动荡，相关文献资料极度缺乏，毓璜顶医院在此期间的具体情况，目前多不得而知。但搜求史料，还是可以得到以下几个方面的初步认识。

　　首先，在日军占领烟台期间，毓璜顶医院一直在延续运作。

　　鲁东日报社 1940 年 12 月出版的《烟台大观》一书，在介绍

烟台的卫生情况时记载:

> 西医:烟台初无西医,最早者为毓璜顶医院,及天主堂医院(法国医院),以后西医虽相继林立,然而够正式医院资格者甚少,迄今称为医院者,仍仅毓璜顶等三两家而已。而医室诊疗所则不下三十余家,慈善医院则有市立医院、红卍字会普济医院、天主堂医院、广济医院等数家,此外尚有齿科医院十数家,唯正式领有行医证书之齿科医士尚无一人。①

《烟台大观》出版于 1940 年底,反映的是太平洋战争爆发之前的情况,这一时期毓璜顶医院依然存在自不待言。太平洋战争爆发后,济南的齐鲁大学,"学校和医院均被日军接管,所有美籍教授和眷属,部分本国籍医生都被关进了集中营"②。美国长老会在潍县建立的乐道院,更成为专门关押欧美人士的集中营。在胶东地区,同是美国教会医院的黄县怀麟医院、掖县梅铁医院、烟台毓璜顶医院均在 1941 年年底被日伪接管。日伪接管毓璜顶医院后,医院并未停办,除绝大多数外籍医护人员被拘禁或遭返回国外,个别外籍人员一度还允许继续在医院工作。根据曲拯民先生的调查,日

---

① 池田薰、刘云楼:《烟台大观》,鲁东日报社 1940 年,第 105 页。
② 杨懋春:《齐鲁大学校史(三)》,《山东文献》,1983 年第 9 卷第 2 期,第 160 页。

伪接管医院之后，依然允许部分外籍医生自愿继续工作。如白斯德和杨医生（James L. R. Young），直到1943年第二批日美换俘计划实施，二人才得以返回美国。日伪接管毓璜顶医院之后，南满医大卒业的神经外科博士向乃熙，就被任命为院长，直到1945年抗战胜利。此外，齐鲁大学医科毕业的梁其琛，自1937年与夫人刘明珍同时加入毓璜顶医院后，在1945年向乃熙去职之后，被任命为院长。这说明在日军占领时期，他们依然是在毓璜顶医院工作。[①]此外，在日军占领烟台期间，如前文所述，作为医院附属的护士学校也一直在正常开办，至少到1944年，还有学生毕业。这些信息都说明，毓璜顶医院在日伪占领时期，依然还是存在的。

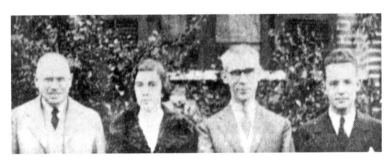

1940年吴赖安、陆瑞德、白斯德、杨医生合影

其次，由于外籍医生大量回国、中国医生的部分流失，以及财务压力，毓璜顶医院只能是勉强维持。

① 曲拯民:《烟台毓璜顶医院与护士学校》，1986年自印本，第26页。

随着外籍医务人员被遣返回国，原本在毓璜顶医院工作的中国籍医务人员，也因为各种原因大量流失。根据曲拯民先生的调查，在日军占领烟台之后，离开医院的中国医生就有：

张书江，最早协助库医生开办长老会毓璜顶诊所的老员工，在毓璜顶医院创立后，协助稽尔思、邓乐播医生，先后在门诊部、手术室、药剂房等处工作，1942年日伪接管医院后退休。

毕重三，北京协和医学堂毕业，初期在毓璜顶医院任耳鼻喉、眼科医生，及至狄珠医生到任后，始专责眼科。日伪接管医院后，在市区自设诊所。

刘福民，原籍山东潍县，1926年齐鲁医学院毕业生。初在登州长老会医院工作，不久即来毓璜顶医院，任内科医生。1942年前后离职，在烟台市区自设"福民医院"等。①

此外，根据《图说烟台（1935—1936）》的记载，毓璜顶医院自开业以来，连连亏损，亏损部分则由长老会美国总部和个人捐助来补齐。此后，亏损的数额每年逐渐减少，一直到1935年前后，才"基本已经可以做到支出与收入大体持平。然而医院内外国职员的工资，则仍要由长老会总部来支付"。在太平洋战争爆发，日伪接管医院之后，教会捐款不可能再补贴毓璜顶医院，而日本侵略者更不可能去补贴一所美国的教会医院，毓璜顶医院只能勉强维持。但究竟是如何勉强维持的，因为相关资料的极度

---

① 曲拯民：《烟台毓璜顶医院与护士学校》，1986年自印本，第24页。

缺乏，目前所知甚少。

其三，日军占领时期组建的市立医院，并非毓璜顶医院。

在《毓璜顶医院志 1914—1994》的相关记载中，对于日军占领时期的毓璜顶医院历史，有这样的记载：

> 1939 年春，毓璜顶医院更名为市立烟台医院。
>
> 8 月，日伪投资 15 000 元修缮医院。
>
> 8 月，日籍石垣太郎来烟任院长。①

在《烟台大观》中，有一段对日伪时期的市立烟台医院更为详细的记载，但其中并未提及和毓璜顶医院的关系：

> 本市卫生设备，颇不完善，对市民保健上，殊感欠缺，故有急行设立一大综合医院之必要。前于二十八年春间，特务机关长、市长、警察署长等，经过合议后，决议设立市立医院，但因经费及其他困难关系，故暂就原来之市立医院，加以改组，充实内容，尔后渐次扩充机关。于是八月一日，石垣院长莅烟，实行改组旧市立医院，而为市立烟台医院，开始施疗。同时以由市公署所发给之一万五千元之临时经费，改造院内设备，购入医疗器具，整顿人事，由十二月一

---

① 烟台毓璜顶医院志编委会：《烟台毓璜顶医院志 1914—1994》，1994 年，第 8 页。

日改为有料制，开始一般诊疗。嗣本院受诊疗者甚为踊跃，患病人数，逐月为几何级的增加，对于现在院内之设备，甚感狭隘，如对于入院患者之收容仅可容二十一名，三月以后殆告人满，虽有多数患者希望入院，而为收容力所限，遂行不敷之状态。兹为当前之急务，计一、附属分院之设置；二、眼科、耳鼻咽喉科之添设；三、看护妇产婆养成所之增添；四、其他院内设备之充实等，皆要相当之用费。医院收入，除市公署补助外，即为诊疗费之收入，但该院患者，以中等阶级人众为多，故规定之诊疗费，极为低廉。加之施疗，及半额施疗施药者，又感众多，数额年达五万五千人以上，病院收入支出相差，由此可知，故对于机构扩充，亦属困难，深愿市公署及一般之积极的援助，实为要望也。①

经过仔细分析，这里的"市立烟台医院"，并非毓璜顶医院。也就是说在日军占领烟台期间，毓璜顶医院还是单独存在的，并没有更名为"市立烟台医院"，这里的"市立烟台医院"是原本就存在的另一家医院。理由如下：

1. 据成书于 1937 年的《图说烟台（1935—1936）》记载，当时的烟台有一家市立烟台医院，英文名为"Chefoo Municipal Hospital"。其具体情况如下：

---

① 池田薰、刘云楼：《烟台大观》，鲁东日报社 1940 年，第 106 页。

　　市立烟台医院：在 1931 年之前，烟台地方政府并没有设立针对其工作人员的医疗服务机构。在负有责任心的烟台特区行政专员张奎文先生的倡议下，逐渐认识到了建立一所市立医院的必要性。今天，位于海岸路的这所市立烟台医院，就是这一倡议的产物。在市立医院创建之初，规模非常有限，但在今天，除了一些危重手术，其设备还是可以满足治疗需要的。

　　市立烟台医院现有病床 18 张，但如果有紧急情况，还可以增加 12 张病床。

　　市立烟台医院的患者对象，并不仅仅局限于政府工作人员，其他组织机构中的中国人，也可以象征性缴纳一点费用后得到治疗。但对于政府部门工作人员，则享受免费医疗的待遇，除非因为某些特殊治疗而费用异常昂贵。因为收费低廉，方圆 100 英里范围的许多中国人都来这里接受治疗。有些时候，如果患者的确家境贫寒没钱医治，医院也提供免费服务。

　　在市立烟台医院，最有特色的治疗项目，也许就是戒毒治疗，就是帮助患者戒除鸦片毒瘾。在这里，一名瘾君子只需要支付 10 墨洋，就可以帮助他们戒除这种令人堕落的恶习。治疗效果可靠，并且可以保证不再复发。

　　目前，市立烟台医院还无法实现自立运行，每年还需要从当地政府取得 1 万墨洋作为补充经费，才能保证运转。

通常情况下，市立烟台医院每天能接待 35 名门诊患者，所收治入院的病人每月超过 50 人。医护人员包括 4 名具有任职资格的大夫和 5 名护士。①

书中特别提及其规模："市立烟台医院现有病床 18 张，但如果有紧急情况，还可以增加 12 张病床。"《烟台大观》一书也讲到"烟台市立医院"在经过 15 000 元的投入改造后，终于将其扩大到"入院患者之收容仅可容 21 名"。而毓璜顶医院在 1914 年初建之时，就已经有 100 张病床的规模了，在 1937 年，毓璜顶医院依然是"现有 85 张病床"。

2. 关于市立烟台医院的性质，《图说烟台（1935—1936）》一书中记载："市立烟台医院的患者对象，并不仅仅局限于政府工作人员，其他组织机构中的中国人，也可以象征性缴纳一点费用后得到治疗。但对于政府部门工作人员，则享受免费医疗的待遇，除非因为某些特殊治疗而费用异常昂贵。因为收费低廉，方圆100 英里范围的许多中国人都来这里接受治疗。有些时候，如果患者的确家境贫寒没钱医治，医院也提供免费服务。"这说明市立烟台医院多少具有政府慈善医院的性质。

据《烟台大观》"烟台市立医院"条目："医院收入，除市公

---

① 阿美德著，陈海涛、刘惠琴译注：《图说烟台（1935—1936）》，齐鲁书社 2007年，第 158—159 页。

署补助外，即为诊疗费之收入，但该院患者，以中等阶级人众为多，故规定之诊疗费，极为低廉。加之施疗，及半额施疗施药者，又感众多，数额年达五万五千人以上，病院收入支出相差，由此可知，故对于机构扩充，亦属困难，深愿市公署及一般之积极的援助，实为要望也。"不得已之下，"由十二月一日改为有料制，开始一般诊疗"。所谓"有料制"，就是收费。由此可以看出，《图说烟台（1935—1936）》一书中记载的"市立烟台医院"和《烟台大观》一书中记载的"烟台市立医院"，都具有公立慈善性质，两处描述基本一致。而根据《图说烟台（1935—1936）》一书的记载，在1937年之时，毓璜顶医院就已经"在过去的两年中，医院基本已经可以做到支出与收入大体持平"。并且如前文所述，毓璜顶医院在各种文献记录中，从来都没有被看作是一家"慈善医院"。

3. 在《烟台大观》一书中，就此前的"市立医院"和当时的"市立医院"之间关系讲得已经非常清楚：

前于二十八年春间，特务机关长、市长、警察署长等，经过合议后，决议设立市立医院，但因经费及其他困难关系，故暂就原来之市立医院，加以改组，充实内容，尔后渐次扩充机关。于是八月一日，石垣院长莅烟，实行改组旧市立医院，而为市立烟台医院，开始施疗，同时以由市公署所发给之一万五千元之临时经费，改造院内设备，购入医疗器具，整顿人事，由十二月一日改为有料制，开始一般诊疗。

这里明确指出，是将"原来之市立医院，加以改组，充实内容，尔后渐次扩充机关。于是八月一日，石垣院长莅烟，实行改组旧市立医院，而为市立烟台医院，开始施疗"。可见日本人石垣所担任的院长，是经过"改组""充实"后的"原来之市立医院"。并且，石垣担任市立医院院长是在 1939 年，而此时，太平洋战争还没有爆发，日本和英、美等国还是"友好国家"，英、美在烟台侨民和产业依然受到保护，日本侵略者不可能在双方没有开战的情况下，就贸然剥夺"友好国家"的海外资产和公民的人身自由。在毓璜顶医院档案室，还保存有一幅标注为"1941 年护士学校第 16 届毕业生与毓璜顶医院全体医护人员合影"的照片，前文中已有收录，其中就有时任护士学校校长聂荣贞、时任毓璜顶医院院长白斯德、前任护士学校校长陆瑞德和毕格林的身影。这亦可说明日本人石垣 1939 年担任院长的市立医院，与毓璜顶医院并无关系。

可资参考的是，中国内地会在烟台建立的著名的芝罘学校，在 1941 年底太平洋战争爆发之前，教学和宗教活动并没有受到影响，也是在日本袭击珍珠港的第二天学校才被没收、人员才被监禁。但日军在 1938 年初占领烟台之后，对于此前属于烟台地方政府资产的"市立烟台医院"，当然可以任意处置，包括派驻日本医生担任院长。此外，根据前述，在日伪接管毓璜顶医院之后，是安排了一位中国籍医生向乃熙担任了毓璜顶医院的院长，并直到 1945 年抗战胜利。

4.《图说烟台（1935—1936）》的"市立烟台医院"条目中，配有一幅市立烟台医院的外观图片。巧合的是，《烟台大观》"市立烟台医院"条目中，也附录有一幅市立烟台医院大楼的外观图片。两张图片都是局部外观，虽然稍有差别，但可以看出主体建筑都是一栋二层小楼。两栋楼房的主体结构和建筑风格相同，也就是说两张照片中的楼房是同一栋，其与毓璜顶医院主体大楼三层的欧式建筑风格完全不同。幸运的是，这座在《图说烟台（1935—1936）》一书中所明确记载位于当时"海岸路"的"市立

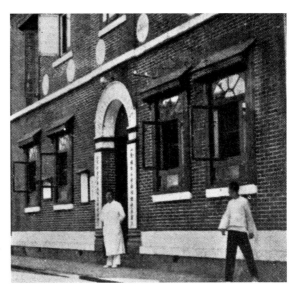

《图说烟台（1935—1936）》中之市立烟台医院

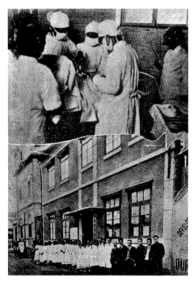

《烟台大观》之市立烟台医院内部工作状况及其全景图与全体职员

烟台医院"遗址今日尚存，就位于今天烟台市芝罘区烟台山下的海岸街与海关街的交汇路口，依然是一座二层小楼，其主体结构和外观面貌，依然与近百年前照片上所拍摄的基本一致，现在作为烟台市级文物保护单位，受到妥善保护。

5.《烟台大观》一书中记载，在投入 15 000 元加以改造后，市立烟台医院依然"兹为当前之急务，计一、附属分院之设置；二、眼科、耳鼻咽喉科之添设；三、看护妇产婆养成所之增添；四、其他院内设备之充实等，皆要相当之用费"。而 1937 年的毓璜顶医院，在《图说烟台（1935—1936）》一书的记载中，就已经"按照部室进行专业分工，这大大提高了对病人的诊断、治疗和护理效率。这一指导思想也科学地运用在门诊各科室中，门诊大楼设在医院的出口处，是一座二层楼房。各间病房以科室为单位分开，有外科、内科、眼科、妇产科、耳科、鼻科、咽喉科等"。

从以上分析中基本可以断定，日军占领烟台之后，极可能在权衡了各种因素之后，虽然接管了毓璜顶医院，驱逐了外籍人员，但并没有对其进行利用，而是将以前归属于烟台地方政府的"市立烟台医院"，经过改造修缮之后，重新开张，并派石垣太郎担任院长，这座"市立烟台医院"与毓璜顶医院并没有任何关系。

从1945年抗战胜利到1948年人民解放军第二次解放烟台这段时间，由于相关资料的缺失和时局的动荡，毓璜顶医院更是谜一般的存在。从星星点点的资料中，目前可知的，仅仅是外籍人员已经全部撤离；医院院长一职，抗战胜利后，向乃熙即去职，东吴大学肄业的梁其琛被任命为院长，医院恢复开业，日门诊量达到300人次左右。1947年全面内战爆发前夕，梁其琛随驻烟台的战后救济总署船只离开烟台前往上海。当年秋天，国民党重点进攻山东解放区，人民解放军实行战略转移主动撤离烟台，毓璜顶医院的大部分物资、器械和部分人员，也随军撤移到了后方。

1947年9月国民党占领烟台之后，北美长老会代表兰宁一同来到烟台，将毓璜顶医院再次接收，并委派烟台地方名医陈与九担任院长。陈与九，约生于1881年，登州人，基督教徒，山东青州英美医学堂第一期毕业，毓璜顶医院建成初期即加入医院工作，主内科，兼授护士学校的生理化学、

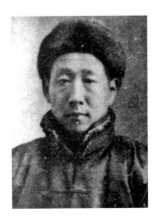

1947年短期担任毓璜顶医院院长的陈与九医生

外伤救助和细菌学等。1923 年后离职，自设泰康医院。国民党占领烟台后，陈与九被烟台教会推选为毓璜顶医院院长，但不久之后，即离开烟台前往上海，后况不详。其后，曾在烟台中国内地会附设的体仁医院工作、后来在市内自设"东牟医院"的牟平人孙元璋被任命为毓璜顶医院院长。此时的毓璜顶医院已经名存实亡，仅保留门诊楼，住院大楼则成为国民党驻烟台第八军李弥部队的军部。

1948 年 10 月，烟台第二次解放，孙元璋去职，毓璜顶医院回到人民的怀抱，再次被人民政府接管。此时的毓璜顶医院已经破烂不堪，仅存房舍。当年 11 月，烟台市政府派徐福章接管毓璜顶医院并担任医院负责人，开始充实各类人员，增添设备，修缮房屋；12 月，毓璜顶医院重新开业，定名为"烟台市市立医院"。自此之后，毓璜顶医院在人民政府的管理之下，步入了一个新的时代。

附　录

长老会医院开业庆典

陈海涛　翻译

译者按语：

　　此篇英文文献的标题为 *Opening of Presbyterian Hospital*，没有作者署名，也没有出版机构、出版地点和出版时间，但难能可贵的是在其封面和末页，各有手写签名"H.Corbett"和"Hunter Corbett"，无疑说明这本文献最早就是郭显德本人所收藏的。封面加盖的"Library of Princton Theological Seminary"（普林斯顿神学院图书馆）收藏印章上，特别注明是于 1915 年 10 月 12 日入藏。这说明，这部文献产生于 1914 年 6 月 30 日毓璜顶医院创立之后不久，并在不晚于 1915 年 10 月 12 日入藏普林斯顿神学院图书馆。这部文献是目前已知毓璜顶医院成立之后，最早的英文记录之一，非常珍贵。

1914年6月30日，这一天对派驻中国烟台的美国长老会传教团来说，是一个非常重要的日子，标志着一个新的历史时代的到来。超过1 000位中国人和来自不同国家的外国人，作为庆典的特邀嘉宾，齐聚在一起，共同见证这座位于毓璜顶的新医院的开业。络绎不绝的宾客被事先安排好的接待员引导着，不仅仔细参观了新建的医院大楼，还参观了一些本属外人禁止进入的区域，比如医院工作人员的宿舍区、采用日前最为先进的美国技术建造的埋在地下的污水消毒池、为医院提供充足优质饮用水的两口自流深水井，以及门诊大楼、诊疗病房等。其中深水井中的井水先经过燃油水泵，被抽取到三个巨大的储水罐中，再由空气压缩机通过管道，将井水输送到所需要的每个房间。同样原理，经过锅炉加温的热水也通过类似管道系统，被输送到医院的每个所需要的房间。这一装置引起了来宾们的极大兴趣。

烟台传教团的西方女士们和当地的女基督教徒，陪同女性来宾，不仅详细参观了位于医院西部的女性病人专区，还参观了这所医院的每一个角落，因为她们非常迫切地想了解医院是如何采用西方的医学方法来治疗病人的。

医院坐落的位置非常理想，它占地超过四英亩，与采取了一定的保护措施、四周被高高的石墙所环绕的外侨墓园相邻。医院的住院部是座三层楼房，拥有大约 100 个床位；门诊楼则是一座两层楼房，两栋大楼都采用高质量的石块建造，呈现出非常大气恢弘的外观效果。

从位于大楼北侧的宽敞回廊向外看，因为其高度大概超过海平面 100 英尺，视野非常开阔，俯瞰整座城市，几乎可以将其尽收眼底。只见一座座顶上覆盖着红瓦的砖石建造的小楼鳞次栉比，还有忙碌的烟台港口，它的那两座标志性的灯光可以旋转的灯塔①，以及散布在海面上的零零星星的美丽的小岛，这样的港口美景，足可以与意大利的那不勒斯相媲美。

而从南侧宽敞的回廊放眼望去，则可以看到有几处村落和一些民居散落在山坡上，掩映在茂盛的果园和经过良好耕耘的农田之中。在远处海拔超过 1 000 英尺的小山山坡上，分布着大片大片长势喜人的葡萄园，这些小山呈半圆形环抱着整个城市和山下的冲积平原。在每年冬季，当这些小山上覆盖了白皑皑的积雪之后，则又像极了位于瑞士阿尔卑斯山区的某些迷人小镇。

Tong 先生，是中国海军"海圻号"巡洋舰②的舰长，他率领的这艘巡洋舰曾经造访过美国纽约。他也来参加典礼，并带来了巡洋舰上的乐队助兴，给来宾们留下了美好的印象。

在大约两个小时的引导参观、茶歇、自由交流之后，所有

---

① 两座灯塔，一座是烟台山灯塔，另一座是崆峒岛灯塔。
② "海圻号"巡洋舰是甲午海战后清朝海军的主力巡洋舰，也是吨位最大的战舰之一。

的来宾被邀请到在大楼前面用席子搭起的一个凉棚里落座，凉棚里用中文和英文装饰有许多的祝贺条幅。当外宾用英语发言的时候，烟台长老会的牧师伊威廉（Wm. O. Elterich）先生担任翻译工作。

安立德（Julian H. Arnold）先生，是美国驻烟台领事馆的领事，首先发表了激动人心的致辞。他谈到了不久前他经历的一次在中国内陆地区，包括南方和北方的一次让人难忘的旅行。在那里，当拜访了多处的传教站和医院之后，他深刻地意识到，对于那些仅仅生活在开埠城市的人们来说，这种感受是无法体会到的，即那些优秀的传教士们所做出的杰出成就和伟大功绩。成千上万的中国人在医务传教士们所创办的诊疗室、医院，以及他们的巡回诊疗旅行中得到救治，挽救了他们的生命、减轻了他们的痛苦。他还特别提到，在他所拜访过的一些地区，对于医学知识推广、卫生常识普及、合理妥当看护、营养健康食物的渴求是那么的迫切。根据他的估计，因为缺乏这些条件，在每 10 个孩子中，大概有 7 个都活不到成年而夭折。

斯图克（J. Howard Stooke）先生代表烟台外国商会和在烟台居住的外籍居民致辞。他幽默地预言，以后的麻烦不是在这个医院患者得不到治愈，而是如何让已经得到治愈的病人，能够愿意主动地离开这个舒适整洁的医院，回到他们通风不良和嘈杂拥挤的家里。

在他的讲话中，还提到近些年来烟台这座港口城市的衰落，以及越来越严重的对这座城市前途的悲观和担心。在这个时候，稽尔思医生所建造的这座设施完备的医院的竣工投入使用，在为病人能够提供满意治疗的同时，也证明对于这座城市光明前景依然是充满了希望。在这一积极因素的影响下，将提振和鼓励大家对这座城市发展前途的乐观情绪，对于它的将来依然充满了希望和信心。

烟台道尹，即这座城市的最高地方行政长官，他本来也准备出席这次典礼，但因为身体不适，无法亲临现场。他的致辞由他的英文翻译孙谷钦（Sun Ku Chin）先生代行宣读。他以正式的官方身份对稽尔思医生在中国所做出的这一福利仁慈功业，表达了深深的敬意和感谢。

刘云第（Li Yuin Sen，即刘兆嵩）先生，是当地中国商会的会长，也发表了热情洋溢的致辞。在致辞中，也对稽尔思医生为中国患者所做出的贡献，表达了深深敬意。

刘树德（Liu Shu The，即刘滋堂）先生，曾经毕业于登州文会馆，也是当地中国基督徒中的领袖人物，他用中文也发表了致辞。他的口才极好，对西方医生和护士的高超医术，以及他们教授给中国学生的许多西方科学知识给予了高度的肯定和赞许。他特别比较了中西方对于医疗的不同理念和习惯：在西方理念中，病房要宽大并空气流通，保持整洁宁静。而在通常中国人的医疗习惯中，病人休息的房间则是门窗紧闭，将灿烂阳光和新鲜空气都排除在外；病人的亲朋和邻居经常一天到晚的前来探望，嘈杂拥挤，大声喧哗，肆无忌惮地高声讨论着各种据说对病情有效的奇药妙方。他还提到，如果一个中国患者去求诊中国医生看病，医生和病人首先探讨的问题往往是应该收取多少钱的费用而讨价还价。如果医生开出的药物没有出现立竿见影的效果，中国患者一般的做法就是立即摒弃这位医生和他开出的药物，再找一位医生，再服用这位医生开出的药物。如果患者的家庭比较富有，很可能就会这样一个医生一个医生地请下去，直到最后很可能病人和家庭在尝试了各种可能的办法之后，依然没有效果，最终精疲力竭，甚至失去生命。他还高度赞扬了西方医生的一种习惯，那就是当他们发现一种新的有效治疗方法的时候，立即加以推广，让更多的医生能快速免费地掌握这一技术。然而如果在中国医生中发生这样的事情，往往就会成为医生隐藏在自己心中的一个秘密据为己有，这一技术只有父子之间才会传授，而这一陋习往往导致很多技艺的失传。他还特别提到，用冰袋冷敷来给病人降低体温这一做法，对中国人来说，依然觉得紧张恐怖而无法接收。但是他还是认为，如果能够充分沟通和平等交流，中国医生和西方医生之间还是可以相互学习借鉴各自的经验，这对双方来说都是非常有益的事情。他鼓励中国医生要善于学习、积极交流的呼吁，引起了台下听众的热烈掌声。

　　早在当天早上8点，正式的庆典仪式开始之前，就有大约20位由当地奇山所城的头面人物组成的一队祝贺队伍，抬着一块漂亮的匾额作为贺礼前来祝贺，在医院的大门口等待着稽尔思医生的接待。在稽尔思医生陪同这些来宾参观医院的时候，一队中国的铜管乐队在外面尽情地营造着热烈的气氛，不时还有烟花爆竹震耳欲聋的燃放助兴。这样的情形持续了好一段时间，直到稽尔思医生告知又有邻村的一批祝贺宾客已经到来，需要他前去迎接并接收牌匾时，才将这些宾客引导到来宾区落座喝茶休息。同样的程序循环往复，一拨接着一拨，稽尔思医生共接待了 17 拨这样的祝贺代表团。

在接下来的两天时间里，持续热闹的场面吸引了大量的当地民众前来围观，好像是在庆祝西方人的新年一样，很多人都希望能有机会前来表达他们的祝贺。当地的警察局不得不派出一队警察前来维持秩序，并看守大门，以阻止没有被邀请的当地民众进入医院。

医院开业收到了当地许多团体赠送的牌匾，下面将以上提到的部分牌匾内容罗列如下。备受尊敬的丁韪良牧师已将其上撰写的中文内容所蕴含的意义翻译为英文，他自 1850 年就来到了中国，对中国传统文化有深入的理解。

仁术慈心

——烟台镇守使聂宪藩赠

小阁倚蓬莱好向仙山掇灵药，上池挹溟渤从今苦海得慈航。

——烟台胶东道尹兼外交部交涉员吴永撰并书

博施济众

慕上古少师仲文灵枢万有，学中世长桑扁鹊见垣一方。

　　　　　　　　——烟台长老会牧师长老先生四十名赠

妙手回春军民共仰，慈心救世中外同钦。

　　　　　　　　　——巡防营管带官王咸荣赠

博施济众（帐子）

　——马翼君挪威领事署文案、刘浚辰法国领事署文案、

　　　　刘肇唐沿海水上警察局局长三人赠

造化同功

　　　　　——烟台西南河南宏街儒林街六十二家赠

功同活国

　　　　　　　——烟台钱业公会全体赠

仁心寿世

理无他歧医术原由学术，性本一致人心犹是天心。

　　　　　　　　——烟台长老会女教友三十名赠

上医医国宏愿在振，拔东亚病夫咸登寿域。

夏雨雨人慈心先救，度牟州瘵子共跻春台。

　　　　　　　　——丝业工会会董赠

益寿延年

　　　　　　——著名商号及报馆十三家赠

中西和缓（帐子）

　　　　　　——奇山所绅士及商号二十二名赠

济生拔萃

　　　　　　　　——协成机器厂、德成木铺同赠

学精术精万家甘雨，人寿己寿九转灵丹。

　　　　　　　　——烟台警察署署长陆耀章赠

德被中华

　　　　　　　　——著名商号四十一家赠

惠施东海

　　　　　　　　——商务总会商董三十四名赠

惠济亚东

　　　　　　　　——世和村全体赠

理意沦养

　　　　　　　　——洋行经理及学界共十二名赠

　　美国长老会派驻烟台传教团由麦嘉缔牧师于1862年创立。在此之前，麦嘉缔牧师在宁波及其周边乡村已有长达14年的医疗传教经历。麦嘉缔牧师能非常娴熟地使用中文书写和听说，无疑是一位非常睿智老练的传教士，但他在烟台工作的三年时间里，却一直无法找到一个适合的地方来开办一间诊所，也无法说服或吸引当地民众来接受他所提供的免费诊疗和免费药品。在那个时候，作为上海以北开埠口岸的烟台，因为邻近北京，也是刚刚得知了英法联军在北京的战斗，老百姓心中还都是关于"外国人就是魔鬼化身"的恐惧，在当时的中国北方地区，人们大概都持这种观点，这些中国人自然也认为，来自外国的传教士无疑就是外国派到中国来的敌人或间谍。因为害怕会有什么灾异报应或受到什么阴谋的伤害，这些中国人不敢接受外国医生提供的药品和诊疗。甚至经常会看到在许多地方张贴有布告，提醒当地民众小心看护当地汲水的水井，以防止有外国人往井中投放毒药；以及提醒中国父母们，要小心看护好自己的小孩子，以防止被外国人所绑架。

当然，这些偏见都已经成为过去，现在人们对此的看法已经发生了非常巨大的变化。

这座医院，由来自美国费城宾夕法尼亚大学医学院的稽尔思医生负责，医护人员还包括来自马里兰州巴尔的摩约翰·霍普金斯医学院的邓乐播医生、来自马里兰州巴尔的摩基督教新教联合医院的普琳露丝小姐，以及一些经过西医训练的中国医生和护士。

毓璜顶医院

陈海涛　整理

编者按语：

　　这本文献现收藏于毓璜顶医院档案室，题为《毓璜顶医院》，虽未署名，也未标记印刷时间，但无疑是反映毓璜顶医院早期历史的珍贵资料之一。从内容看，应该是毓璜顶医院开业第一年的报告书，所收入图片也为原文自带。但非常可惜的是，文献中缺失了一部分内容，对照目录，当是第二部分之"其一年内之特色实绩与捐助大夫薪水之人名"、第四部分之"论第一年之小报告"、第十六部分之"特别捐资购机器者之姓名"及第二十一部分"本院公祈堂之摄影"。

　　毓璜顶医院档案室在其上标注："（毓璜顶医院）大楼建成应

是 1914 年，所以该小册记录的应是 1914 年的历史。"但根据该文献中有"住三等房间之人食用、药材、洗衣、房间等费，每日大钱三百；自一千九百一十六年正月一号始，加大钱五十，每人每日大钱三百五十文"的记载，这本文献至早应该完成于 1916 年年初。毓璜顶医院正式开业于 1914 年 6 月 30 日，从文献中所记录的"本院一年期满病人还在医院数目""本院一年期满病人进院、出院数目""本院一年期满割病数目"及多次提及的"医院初建"等内容来看，很可能这是 1914 年 6 月—1915 年 6 月，或 1915 年一年的记录。

在文献第十六部分的"出项"表中，有"打井费六百五十一元二角七"的记载。已知毓璜顶医院打井一事，是在 1914 年 6 月 30 日开业之前就已完成。此处出现，当是将其计入了 1914 年的开销。此外还有"棉花布匹费三千一百二十七元二角六"，为当年度毓璜顶医院最大的一笔开销，远远超出药品、饮食、薪金等费用。猜想也是因为医院初建，服装被褥等都需置办，故花费颇多。这一花费计入 1914 年账目较为合理，而不应该计入 1915 年度账目。因此这一文献所记录的各项数据，极可能是 1914 年 6 月—1915 年 6 月之间"一年期满"时的数据。

毓璜顶医院第一年之报告书目录

一、本医院大小两处之摄影

二、论医院内大夫及看护，并其一年内之特色事迹与捐助大夫薪水之人名

三、烟埠海口之摄影

四、论第一年之小报告

五、稽大夫、平姑娘、邓大夫之摄影

六、在本差会多年积劳张峰青大夫之小照

七、报告本院之章程与每人每日在院养病之费项

八、第一年之男看护班之摄影

九、第一年之女看护班之摄影

十、报告一年中所治各种病人之数

十一、于志圣长老之小照（系华人于本院有多数捐项者）

十二、大刨解室之摄影

十三、论各种割病之事体

十四、蒸治微生虫之室与室中机器之摄影

十五、藏割病器具室之摄影

十六、报告一年中钱财出入之数，并特别捐资购机器者之姓名

十七、男割病后调养室之摄影

十八、女割病后调养室之摄影

十九、大夫及看护一处割病之摄影

二十、病人处凉台之摄影

二十一、本院公祈堂之摄影

二十二、井房汽机与水龙、水桶之摄影

一、本医院大小两处之摄影

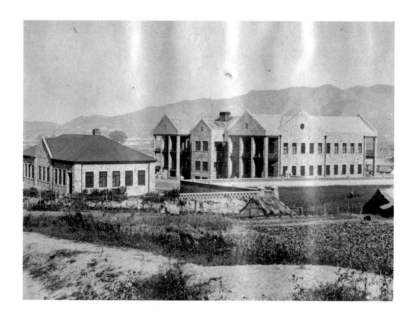

二、本院大夫及看护履历

稽尔思大夫，美国大医学堂内外两科之毕业生，本院职务：专司刨解肢体之病症；

邓乐播大夫，美国大医学堂内外两科之毕业生，本院职务：专治眼科及头部之病症；

平姑娘，美国大医院最高等之女看护，本院职务：专为男女看护之首领。

（后文缺失）

三、烟埠海口之摄影

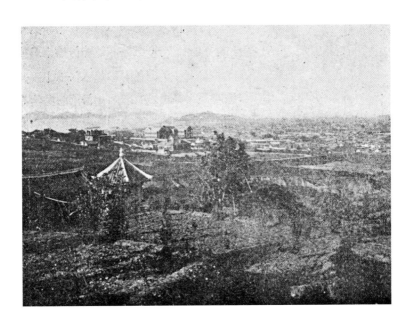

四、论第一年之小报告

（前文缺失）

势沉重，奄奄待毙者，本院亦无法着手也。尤有刨解胸腹之部者五人，刨解后，病即霍然痊可，尔时各已安然回家。本院深盼其身体健爽，无复苦恼之虞矣。阅此报告书者，可知本院创办仅及一年，治多少人有几种症，所经办之事端，若何完备。深愿诸君每年如此信及本院、乐助本院，为本院襄助济众之基础，不胜万幸。

本院治病为难之端，可胪列于左：

甲、本院为创办伊始，虽极力筹备部属，难免有关顾遗漏之处，不幸有此，即祈鉴原。

乙、治病贵有良医，亦贵有相当之看护。本院初开，所用看护，仅及一周，资格尚浅，使属之人，亦未为妥当，故此两等人，本院尤极为着意。

丙、中国看护之人，本为幼稚时代，男人愿学看护学业是用者，故不可多得，而女界则为尤甚，此正因本埠无特别中等女学校之故也。有志整顿医业者，宜于此注意焉。

丁、有病之人，每待病已入膏肓，始不得已而来院求治，虽本院明知其病原牢深，急难疗除，然本院初设，亦无由谓其来治之迟也。

戊、四方朋友，或有重急之症，未闻有此医院，斯亦无可如何，既知之而情切来治，则病已不支，又不可为焉。

己、有如今岁应来治病之人，约有数百，论其病势，即去岁来治，亦不为早。无奈多至今仍不知有此医院，即知之，或因循不前，如斯者不可胜数，斯亦难治者也。

总之，有病无论何种，无论缓急，若不失当治之时，医者见之必不束手，沉疴可以立起，非然者，徒唤奈何而已。故人或本身有病，或亲友有病，不宜失调治之时，宜速到医院求医，则本院庶乎调摄有方，不至为难矣。

又有当留心之事件，即来本院养病之人，愿住三等房间者甚多。即富裕之家，能住一等、二等之房间，亦往往舍之而不愿。窥其用意，皆因三等房间中，人多可与共谈，一可免念家之心，二可免孤寂之虞，且三等之食用，亦不为恶劣，看护人属，亦极为周到，故多愿住三等也。但不尽如此，试观住一等、二等房间之人，逮病痊还家后，常闻于其中之看护，称道弗衰。且言食用之物，较三等加钱无几，而享同外国。或一人一房，或二人、三人一房，居中者尽可自由安舒，无拘无束，养病所应用之件，看护亦分外费心供给。如此言观之，一、二等之房间，住者得益良多。故本院深望养病之人，甘心常留院中调养，嗣后悉其有益，必能引荐有病之戚友，到院中调养，不至生阻力也。阅此书者，倘不幸身体欠安，见此情形，能不思来院一尝试乎？本院既有如此清洁之房间、完善之伺候，贫富一致，贵贱无殊，衣药食养，靡不美备。有疾而前来者，可以不须忧不明本院规章，而本院必关照周全矣。

附则：本院唯不能收［受］有肺痨之人，亦不能多收［受］骨中有痼疾之人。因此等病，生者极多，而治愈者甚缓，或数月，或数年不等，然亦不敢保其必能痊愈也。若多收［受］此等病人，人数增添，病势淹缠，占房必多，将有人多房少之患，必致得病易疗之人，无处容受摄养，大失本院之宗旨。故本院应先为得病易疗者筹备方便，至于有肺痨、骨痨之人，嗣后深幸中国富善之家，择山中得清气极多之地，出资组织修筑一院，为斯病锄其根株，则本院幸甚，中国同胞幸甚。

五、稽大夫、平姑娘、邓大夫之摄影

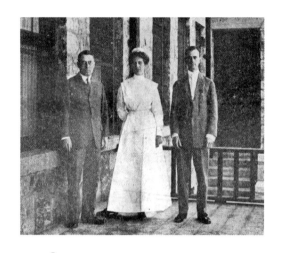

六、在本会①多年积劳张峰青大夫之小照

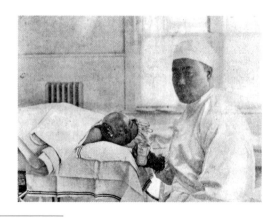

———

① "本会"，在文首目录中为"本差会"。

七、报告本院之章程与每人每日在院养病之费项

入院养病定章

△ 每人必有大夫所发给之执照，始可进养病所；

△ 每人于入养病所时，必先在本院澡塘洗澡；

△ 每人入养病所，必先解脱本身衣服，交与看护人用药水熏蒸；

△ 每人入养病所，必先写两单（即写明姓名及衣帽鞋袜之件数），病人执一，管理员执一，免致差错；

△ 每人衣服熏蒸后，即藏本人柜中，病愈照单领取；

△ 每人脱自己衣服后，即穿戴院中洁白之衣服；

△ 每人在养病所必有看护伺候，不得自带役夫；

△ 每人须用本院饮食，不宜自外购带进院；

△ 每人所养之犬鸟等物，不宜携带院内；

△ 每人用药物时，若不依大夫医治之法，即可离院；

△ 每人所用病费，必先有人作保，方可入内养病；

△ 每人必谨守院规，始可入内养病，不然即可离院；

△ 住一等房间之人，若用中国饭及药材、洗衣、房间等费，每日大洋一元五毛，用外国饭每日三元；

△ 住二等房间之人，食用、药材、洗衣、房间等费，每日大钱一千；

△ 住三等房间之人，食用、药材、洗衣、房间等费，每日大钱三百；自一千九百一十六年正月一号始，加大钱五十，每人每日大钱三百五十文；

△ 住四等房间之人，一切费项可随意捐助，若实系赤贫无资，本院亦不索讨；

△ 住二等、三等之产妇，一切费项，每日大洋自二元五毛至五元；

△ 割病之人入院时，本院大夫先验病势，即酌定其病费，始行治病；

△ 每人入院养病，必先缴纳一日病费始可。

外人来看病人之时期

△ 住一等房间之人，亲友来看时，每日午前自十点至十二点，午后自两点半至五点，可以传入看病；

△ 住二等、三（等）、四等房间之人，亲友来看时，于每礼拜二、四、六午后自两点半至五点，可以传入看病；

△ 来看病人之人，一时同来者，至多可有四位；

△来看病人自有定时，余时不得擅入，如有重病或紧要事端，向大夫请求，亦必应允。

八、第一年之男看护班之摄影

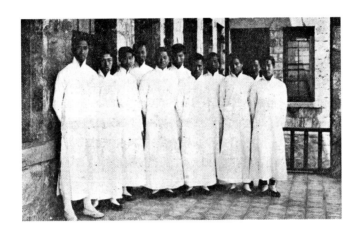

九、第一年之女看护班之摄影

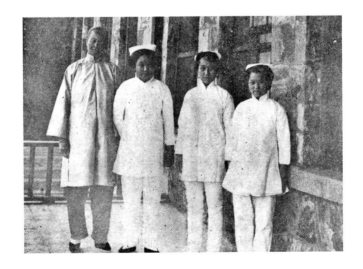

十、报告一年中所治各种病人之数

本院一年期满病人进院、出院数目

进院数	头等	七
	二等	四
	三等	一百四十七
	四等	三十七
	外国人	九
	共合	二百零四
出院数	痊愈	八十九
	略愈	六十四
	未愈	十四
	未割未服药	八
	死去	七
	共合	一百八十二

本院一年期满病人还在医院数目

头等	一
二等	一
三等	十六
四等	四
共合	二十二
进院病人外科已割数目	一百四十八
进院病人外科未割数目	三十四
进院病人内科数目	二十二

（续表）

共合	二百零四
进院病人天数均在一处表	四千零八十七天
换药回数	二千一百八十九回
进院病人每人分得天数	二十天

小药房来病人数目

初次来院	男人	一千七百四十七
	女人	四百二十三
邓大夫下乡治病数目		一百八十一
共合		二千三百五十一
屡次来院	男人	三千九百十
	女人	一千一百三十九
	学生	二千二百六十六
共合		七千三百十五
初次和屡次来院总数共合		九千六百六十六
割小疮		一百二十八
割小瘤		十
拔针		六
摘牙		三十八
共合		一百八十二
察看眼为配眼镜人等总数		六十四

本院一年期满割病数目

		进　院	出　院	死　去	未出院
刨腹	男	二	二		
	女	三	三		
放水鼓（女）		二	二		
缝切腹自尽者（男）		一		一	
割脊梁	男	九	八	一	
	女	一	一		
割奶子	男	三	三		
	女	二			二
割邃脬	男	七	六		一
	女	一	一		
割胸	男	四	四		
	女	一	一		
割头颅（男）		二	一		一
割眼	男	十二	十二		
	女	一	一		
割四肢诸病	男	廿六	十九	一	六
	女	一	一		
割脸	男	十一	十		一
	女	八	七	一	一
割鱼口和疝气	男	三	三		
	女	一	一		
割小便（男）		十	九		一
割阴道（女）		十	十		

（续表）

		进　院	出　院	死　去	未出院
割脖颈	男	十一	十		一
	女	三	三		
割口鼻并喉咙	男	五	五		
	女	三	三		
割恶产（女）		五	五		
割肛门	男	廿六	廿四		二
	女	五	四		一
进院病人外科未割数目	男	廿四	二十		四
	女	十	十		
进院病人内科数目	男	十九	十四	三	二
	女	四	三		一

十一、于志圣长老之小照（系华人于本院有多数捐项者）

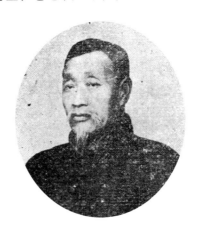

十二、大刨解室之摄影

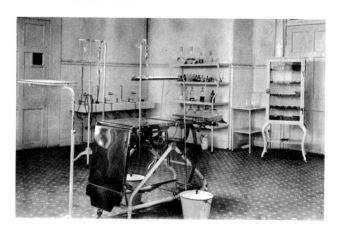

十三、论各种割病之事体

（缺失）

十四、蒸治微生虫之室与室中机器之摄影

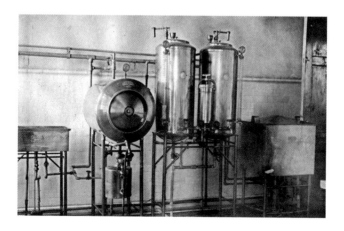

十五、藏割病器具室之摄影

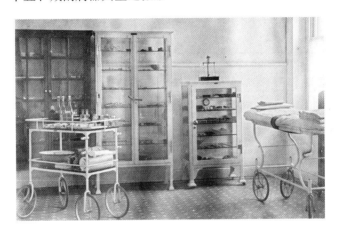

十六、报告一年中钱财出入之数，并特别捐资购机器者之
姓名

收项

长老会	四百八十五元一角八
白捐养病床	一百零八元五角
小药房收的钱	四百八十六元九角四
外国捐的钱	四百九十六元九角
中国捐的钱	一百四十六元二角一
割病和生产的钱	六百七十八元六角八
行散医收的钱	一百七十四元八角九
中外房间养病收的钱	一千三百三十一元七角二
稽尔思捐的钱	九千九百九十六元三角八

（续表）

调治眼科收的钱	六十一元二角九
共合洋钱	一万三千九百六十六元六角九

出项

药费	九百七十九元七角四
船费水力	七十二元八角五
煤和松柴	二千八百七十八元四角五
傢使	二百四十一元三角二
中国厨房	一千六百三十七元一角七
外国厨房	一百九十三元六角一
洗衣费	四十二元四角四
点灯油	二百十二元八角五
杂费	四百三十九元一角六
邮费	十二元六角
打井费	六百五十一元二角七
修饰零费	八百四十三元八角八
纸费和印字费	二百五十二元五角一
棉花布匹费	三千一百二十七元二角六
薪金	一千六百六十一元三角四
钱庄所存余项	七百二十元二角四
共合洋钱	一万三千九百六十六元六角九

（后文缺失）

十七、男割病后调养室之摄影

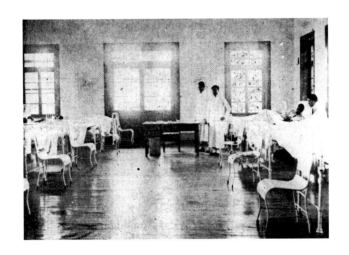

十八、女割病后调养室之摄影

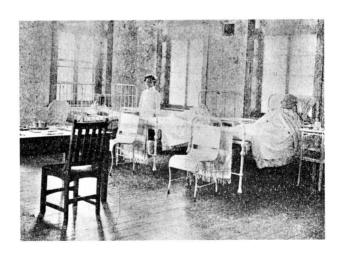

十九、大夫及看护一处割病之摄影

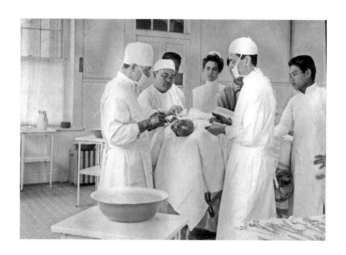

二十、病人处凉台之摄影

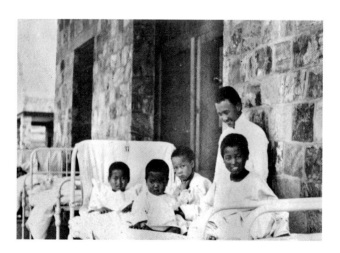

二十一、本院公祈堂之摄影

（缺失）

二十二、井房汽机与水龙、水桶之摄影

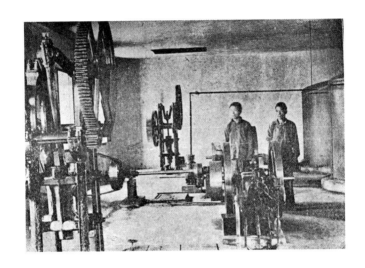

《烟台要览》中所记载的毓璜顶医院

郑千里

编者按语：

  本文节录自郑千里于民国十二年（1923）出版之《烟台要览》。郑千里，福建闽侯人，20世纪初期烟台著名文化人士，曾任《胶东新报》总编辑。自民国六年（1917）起，郑千里在编辑工作之暇，广泛搜集资料编纂《烟台要览》，历时六年。"期间费时数千百日，改订二三十次，所事可谓难矣。"《烟台要览》资料大多来自作者亲身调查或官方报告，翔实丰富、严谨求实，真实地反映了20世纪20年代烟台社会生活的面貌，具有较高的文献价值。在民国时期烟台相继出版的有关烟台城市概览性质的四部图书中，《烟台要览》是其中出版最早、资料最为翔实的一部。

下面所摘录之内容，收录于此书《卫生篇》第5节《医药卫生》之"医院"条目中，应该是毓璜顶医院1923年前后的情况概要介绍，当时稽尔思院长还在任。

毓璜顶医院，该院为烟台最负时名之公立医院，内容设备周全，举凡医科之新式器具，无不齐备。新近更添设艾克司光线室一实验室，用艾克司光机拍照各种疾病影片，至为美善。每年经该院诊治者，数以万计，住院者有七百五十余位，挂号求医者达一万六千五百八十余名，其成效之大，已可概见。全年需款达三万余元，多由美国教会及西人捐助。附设有护士学校，培养看护人才。其计划颇为完善云。

附录该院职员如下：

职务（衔名）	姓 名	耑 门	履 历
院长	稽尔思（O. F. Hills）	医学博士，外科	美国偏司韦尼大学医科
职员	邓乐播（R. W. Dunlap）	医学博士，眼科	美国约翰大学医科
职员	吴赖安（H. Bryan）	医学博士，内科	美国偏司韦尼大学医科
职员	狄珠（G. E. Silley）	医学博士，外科	美国西方大学医科
职员	刘亿德	医学博士，内科	北京协和医学校
职员	毕永旺	医学博士，眼科	北京协和医学校

（续表）

职务 （衔名）	姓　名	岢　门	履　历
职员	张鸿范	医学博士，住院医士	齐鲁大学医科
司药员	张书江		济美医校毕业
助司药员	李尽芳		
书记会计	毛女士		
司账	孙学程		
庶务	苏师娘		

　　医院传道有胡铭德、唐丕谦、连之舟、刘师娘等四人云。

　　至护士学校校长，为毕格林君（美国偏司韦尼大学毕业），副校长为贝美芳君（英国圣路加医院毕业），护长为安德顺君（颇多迁医院毕业），及郭培桢君，计收男护生十陆位，女护生二位。

《图说烟台（1935—1936)》中所记载的烟台医疗状况

阿美德　著　陈海涛　刘惠琴　译

译者按语：

　　本文辑录自 1937 年由英国人阿美德（A. G. Ahmed）所撰写的 *Pictorial Chefoo 1935—1936* 一书，原书中文名为《烟台通志》。这是一本概括性全面介绍 1935—1936 年烟台社会基本情况的通俗性著作，涵盖了当时烟台的行政机构、内政外交、贸易工业、交通通信、教育宗教、医疗卫生等方方面面，主要目的是"给来烟台旅游的外地人以生活和工作上的指导"，是今天认识研究抗战之前烟台历史的重要参考书。*Pictorial Chefoo 1935—1936* 一书，全文已由陈海涛、刘惠琴重新翻译为《图说烟台（1935—

1936）》出版（齐鲁书社 2007 年），本书所收录内容来自这个版本第 153—159 页。

烟台的医疗状况

谈到烟台的医疗状况，如果从一个医务工作者的角度来看，同其他地方所面临的问题一样。当然，不可避免，还是存在一些自身的特点。

不管是从经度还是纬度，以及从其总的地形来看，在整个中国，烟台都是最符合健康生活的地区。这一点，从相对来说这里的居民，身体大多健康结实的特点中也能得到证明。在烟台，也可以说总体来讲在山东，在社会层面，并没有关于健康身体的标准概念，政府的统计标准也没有及时发布。然而，得益于清新的空气，全年丰富的阳光照耀，以及没有酷暑和寒冬的肆虐，无疑，烟台拥有对人们健康来讲，许许多多天然的优势。

西医的传入烟台，就像在中国大部分地区一样，得益于传教士的成绩。西医的传播也有一个由小到大的过程，最初自然都只是星星点点，规模都不大，但到了现在，在全省的任何一座城市，都很容易找到西医的医院和诊所。

实际上，从总体来说，相对于人口总量，烟台所拥有的医院和医疗机构是比较丰富的。其中较为重要的医院有：毓璜顶医院、中国内地会医院、天主教布道团医院、阎氏医院和烟台市立医院。在这些医院中，毓璜顶医院可以说是其中设备最好的医院，其中工作的医生既有中国医生，也有外国医生。烟台市立医院创建于 1931 年，完全是由中国人自己管理和经营，其主要服务对象也都是中国人。此外，在烟台这座城市，还有几座规模较小的医院。

虽然缺乏足够的资金，但是当地政府部门还是在尽最大可能，来改善城市的卫生状况。现在最迫切的问题，就是要建立现代化的排污设备。

总体来说，这座城市的死亡率相比较而言还是比较低的。究其原因，这里的居民应该感谢他们时时所享受的、这里优越的、适宜于健康身体的气候条件。

毓璜顶医院

毓璜顶医院，是目前烟台最大的医院，追溯它的历史，与美国传教士郭显德牧师（Dr. Hunter Corbert, D. D.）有很密切的关系。郭显德牧师是老资格的传教士，他意识到，如果在烟台这样一个长老会基地城市建立一座医院，对于长老会的传教事业将有非常必要的推动作用。因此，在 1906 年他休假期间，郭显德牧师碰巧遇到了刚刚从美国宾夕法尼亚大学的医学院毕业的希尔思博士夫妇（Dr. Oscar F. Hills），就将他的这一宏伟计划告诉了他们，并引起了希尔思博士夫妇的兴趣。在 1907 年，希尔思博士夫妇被美国长老会任命为传教士，启程前往烟台，并于次年到达烟台。在希尔思博士初来烟台学习语言期间，在郭显德夫人的帮助下，首先开始了培训护士的工作，同时还开设了一个小诊所。在认真细致的计划之后，一座以美国规范和标准建设的现代化医院终于创立了。此后，在门诊部大楼上又加盖了第三层，用作美国护士的宿舍。两年以前，又有一座漂亮的新建筑建成投入使用，这是一座专为中国护士修建的大楼，楼下是教室，楼上则是宿舍。

毓璜顶医院的正式开业是在1914年，当时只有两位医生，即希尔思博士和邓乐潘（Robert Dunlap）医生，还有一位美国护士，以及11名中国见习护士。在开业当年，医院共收治了204名病人，门诊接待了9 730名患者。收费总计为2 730墨洋，但是总的支出则是13 246墨洋。亏损部分则由长老会在美国的总部和个人捐助来补齐。此后，亏损的数额每年逐渐减少，在过去的两年中，医院基本已经可以做到支出与收入大体持平。然而医院中外国职员的工资，则仍要由长老会总部来支付。

在1934年一年中，毓璜顶医院总共收治病人1 133人。医院现有85张病床，对于有些类型的结核病人，医院只能将他们安排在阳台上。应诊病人在48小时之内的死亡率只有1.5%，这个数字是非常低的。医院配备有设备先进的化验室和X光设备，还有两套手术设备。医院还为病人提供床单和病服，还可提供西式和中式两种饮食。

毓璜顶医院按照部室进行专业分工，这大大提高了对病人的诊断、治疗和护理效率。这一指导思想也科学地运用在门诊各科室中，门诊大楼设在医院的出口处，是一座二层楼房。各间病房以科室为单位分开，有外科、内科、眼科、妇产科、耳科、鼻科、咽喉科等。专业医生包括四名中国医生和三名美国医生。

毓璜顶医院地理位置优越，向北可以俯瞰美丽的烟台港口，向南则是一片开阔的山间平地。仅仅在其主楼的后面，就有一座发电厂，为医院提供热力，医院还开凿有两口深达200英尺的水井，为医院提供充足的纯净用水。医院所产生的污水也有专门建立的现代化净化设施进行处理，每天的处理能力是5 000加仑。

此外，毓璜顶医院里还有一个重要的部门，这是一所护士训练学校，创立于1914年，当时有11名中国男女学生。在最初，学校只接受寡妇和成年男子进校学习护理，但是后来，只要完成了8年普通学校教育的男女学生都可以入校就读。但是现在，只有那些学习成绩优异的高级中学毕业生才有资格被录取。在1918年，学校成为中国护理学会会员学校。只有那些全部完成了学校规定课程的学生，才能拿到医院的任职资格证书。学校规定的训练课程，包括在课堂的讲授，和在老师的监督下，在病房、手术室、食堂和门诊科室等部门的实习两部分。护理工作分为夜班和日班。现在，学校的教工和学生包括两位美国护士长（其中一名属于兼职）、一名中国指导教师、7名已经毕业的中国护士和27名依然在校学习的学生。在中华护理学会指导监督下，自1926年第一届毕业生毕业后，已有56名学生从医院和中华护理学会拿到了文凭和任职资格证书。

毓璜顶医院在治疗过程中，始终坚持高标准的卫生和整洁要求，其所使用的规范和标准，完全遵照和执行在美国所认可使用的规范和标准，在社会上享有良好的声誉。也正因为如此，根据医院所提供的数据，医院的运营成本相对就有点偏高。为了保证高标准的要求，在1915年，每张病床每天需要3.30墨洋；在1934年，每张病床每天也需要2.37墨洋。这些费用，基本能够保证尽最大可能地用来给病人提供舒适、卫生的条件，包括温暖、通风的病房、浴盆热水洗澡、经常更换清洁的床单、舒适的病床、干净可口的饮食和热心周到专业的护理。

市立烟台医院

在1931年之前，烟台地方政府并没有设立针对其工作人员的医疗服务机构。在负有责任心的烟台特区行政专员张奎文先生的倡议下，逐渐认识到了建立一所市立医院的必要性。今天，位于海岸路的这所市立烟台医院，就是这一倡议的产物。在市立医院创建之初，规模非常有限，但在今天，除了一些危重手术，其设备还是可以满足治疗需要的。

市立烟台医院现有病床 18 张，但如果有紧急情况，还可以增加 12 张病床。

市立烟台医院的患者对象，并不仅仅局限于政府工作人员，其他组织机构中的中国人，也可以象征性缴纳一点费用后得到治疗。但对于政府部门工作人员，则享受免费医疗的待遇，除非因为某些特殊治疗而费用异常昂贵。因为收费低廉，方圆 100 英里范围的许多中国人都来这里接受治疗。有些时候，如果患者的确家境贫寒没钱医治，医院也提供免费服务。

在市立烟台医院，最有特色的治疗项目，也许就是戒毒治疗，就是帮助患者戒除鸦片毒瘾。在这里，一名瘾君子只需要支付 10 墨洋，就可以帮助他们戒除这种令人堕落的恶习。治疗效果可靠，并且可以保证不再复发。

目前，市立烟台医院还无法实现自立运行，每年还需要从当地政府取得 1 万墨洋作为补充经费，才能保证运转。

通常情况下，市立烟台医院每天能接待 35 名门诊患者，所收治入院的病人每月超过 50 人。医护人员包括 4 名具有任职资格的大夫和 5 名护士。

李医生（Dr. Y. H. Lee），现任市立烟台医院院长，自医院成立，他就担任这一职位，48 岁，北京人。他 1920 年毕业于北京联合医药大学①，在来到烟台之前，曾在北京的军队担任军医多

---

① 即本书第 114 页的北京协和医学校。

年。除了完成他的医院院长职责之外，李医生还非常关注烟台的社会公共卫生健康，经常被安排对在烟台市面出售的中医药品做分析检验，如果从中检验出含有毒品成分，政府将禁止其销售。同时，作为当地政府的卫生安全部门官员，他还负责对所有准备出国旅行的中国人进行出国健康检查，在护照上签发健康证明。当烟台海关的卫生检查官员不在烟台时，他还经常被邀请为他们提供帮助。李医生已经结婚，有 5 个孩子。

《烟台大观》中所载日军占领初期的
烟台医疗状况

编者按语:

　　本段记载,节录自 1940 年 12 月出版的《烟台大观》第 105—106 页。该书序言载:"客春,烟台市公署情报宣传室,以为欲图本市之发展,首先在普遍各方之认识,于是遂计划编纂《烟台大观》。因兹事体大,搜集浩繁,遂感觉种种困难,而将其一切编纂,委托于敝社,敝社立即在社内,组织《烟台大观》编辑处,从事资料之搜集,为时半载有余,迨至今年四月,始得付梓。"此书为当时的鲁东日报社奉伪烟台政府之命组织编写,时间在太平洋战争爆发之前。在民国时期的四部烟台概览类书籍中,此部最为粗糙简陋,对毓璜顶医院的记载亦只有寥寥数笔。但它却可以帮助我们纠正一项延续多年的认识错误,即在日军占领时期，毓璜顶医院依然存在，并非被改造后改称"市立烟台医院"，此后在毓璜顶医院院史中，可以剔除这段不堪回首的记录了。

西 医

烟台初无西医，最早者为毓璜顶医院，及天主堂医院（法国医院），以后西医虽相继林立，然而够正式医院资格者甚少，迄今称为医院者，仍仅毓璜顶等三两家而已。而医室、诊疗所则不下三十余家。慈善医院则有市立医院、红卍字会普济医院、天主堂医院、广济医院等数家。此外尚有齿科医院十数家，唯正式领有行医证书之齿科医士尚无一人。

市立烟台医院

本市卫生设施，颇不完备，对市民保健上，殊感欠缺，故有急行设立一大综合医院之必要。前于二十八年春间，特务机关长、市长、警察署长等，经过合议后，决议设立市立医院，但因经费及其他困难关系，故暂就原来之市立医院，加以改组，充实内容，尔后渐次扩充机关。于是八月一日，石垣院长莅烟，实行改组旧市立医院，而为市立烟台医院，开始施疗。同时以由市公署所发给之一万五千元之临时经费，改造院内设备，购入医疗器具，整顿人事，由十二月一日改为有料制，开始一般诊疗。嗣本院受诊疗者甚为踊跃，患病人数，逐月为几何级的增加，对于现在院内之设备，甚感狭隘，如对于入院患者之收容仅可容二十一名，三月以后殆告人满。虽有多数患者希望入院，而为收容力所限，遂行不敷之状态。兹为当前之急务，计一、附属分院之设置；二、眼科、耳鼻咽喉科之添设；三、看护妇产婆养成所之增添；四、其他院内设备之充实等，皆要相当之用费。医院收入，除市公署补助外，即为诊疗费之收入，但该院患者，以中等阶级人众为多，故规定之诊疗费，极为低廉。加之施疗，及半额施疗施药者，又感众多，数额年达五万五千人以上。病院收入支出相差，由此可知，故对于机构扩充，亦属困难。深愿市公署及一般之积极的援助，实为要望也。

《郭显德牧师行传全集》中所载毓璜顶医院资料辑录

连警斋

编者按语:

连之铎,字警斋,早年毕业于郭显德创办于烟台毓璜顶的文选学校,后就读登州文会馆,毕业后从业于教育、出版界。连警斋因感于多年受惠于郭显德,遂于1935年辞去教职,专心为郭显德作传,终于1940年在上海广学会出版了《郭显德牧师行传全集》。这是一部最为全面介绍郭显德一生事迹的中文著作,虽然出版于郭显德去世之后,但其中大部分资料则源于郭显德在世之时,甚至有些资料,就是郭显德亲自撰写。

此书共分四卷,主要内容如下:

第一卷为《郭牧概论》,这是连警斋翻译的由魁格海

（James R.E. Craighead）所撰写的郭显德传记 *Hunter Corbett: Fifty-six Years Missionary in China*（直译为《郭显德：一位在中国 56 年的传教士》）。魁格海是郭显德的二女婿，在郭显德生前，魁格海就受郭显德家族委托为其撰写传记，为此在 1910—1911 年间，魁格海夫妇还曾专门到烟台调查采访，最终在郭显德去世的第二年（1921）正式出版。*Hunter Corbett: Fifty-six Years Missionary in China* 一书全面介绍了郭显德一生的主要事迹，遗憾的是因为作者毕竟是外国人，对郭显德长达 56 年来在中国的大量丰富活动，还是过于简单概括、语焉不详。此外，收录在《郭显德牧师行传全集》中的连警斋译本，显然是当时"林纾翻译"的风格，不但采用文言文，而且"意译"的成分过大，有颇多地方并不准确。为此，2007 年，小光再次将此书翻译，由台湾改革宗出版有限公司出版，定名为《掘地深耕：郭显德传 1835—1920（在华 56 年的宣教士)》，此版译文要较连警斋译本更为生动准确。

第二卷为《郭牧与山东教会》，共分四款，其中第一款第一部分为郭显德亲自撰写的自咸丰十一年（1861）至宣统三年（1911）山东长老会发展历史。第二部分介绍了北美长老会传教士在山东所建立的登州、烟台、济南、潍县、沂州、济宁、青岛、峄县、滕县九个教区的基本情况，涉及各教区教会建设、兴办学校、医院、圣经训练班、布道事工、妇女工作等，皆有详细说明，特别注明这部分内容"此编叙九区教会，各自其开创之日起，至民国二年（1913）截至。因该时郭牧已 78 岁，尚能目睹情况，亲作报告，自此之后，郭牧之工作已毕，自有他书报告，与郭牧无涉也"。说明这是郭显德亲自所撰写，类似于退休总结。其第二目为 1862—1913 年烟台教区报告，在"医院之工作"一节，介绍了郭显德第三任妻子苏紫兰创办毓璜顶诊所的简略过程，并特别注明"据郭牧报告"，亦可说明第二部分为郭显德亲自撰写。第三部分、第四部分为山东各教区的展望和计划。第二款为《烟台教会本部一览》，全面介绍当时烟台教区的历史及现状，在其中第二项《教育模样》之第七目《毓璜顶医院之创始及势力》一文中，收录了连警斋翻译的时任毓璜顶医院院长的稽尔思于 1915 年撰写的毓璜顶医院 1914—1915 年度工作报告，但是并非全文，只是部分内容的节译。第二卷的第三款、第四款，则介绍了即墨、海阳等地的教会发展情况，与烟台、毓璜顶医院没有关系。

第三卷为《郭牧遗简》，摘译了郭显德在同治五年（1866）及光绪五年（1879）早期的传道回忆、旅行日记、郭显德第二次返美述职所著之《廿五年山东教会状况（1860—1885）》、第五次返美述职归来后所著之《光绪戊申年会报告（1908）》，此三篇都为译文，还有教会学校发展计划、连警斋所著之《郭牧十二弟子列传》，在这些文献中，没有论述毓璜顶医院的相关记载。

第四卷为《郭牧荣哀录》，第一项《郭牧八十正寿（1915）

庆祝特刊》，收录了一系列介绍郭显德生平功绩的文献，但其中并不见提及毓璜顶医院内容。在第二项《郭牧八旬荣寿烟台教会报告书》中，再次收录了连警斋翻译的稽尔思于1915年所撰写的毓璜顶医院1914—1915年度工作报告，这应该是该报告的全文。第三项《郭牧百年寿辰山东各区教会一览》，是1935年长老会山东教区的一篇工作报告，在其中第二目《烟台教区一览》中，描述了毓璜顶医院1935年当年的现状。第四项为《三位郭师母荣哀记》，记载了郭显德三位夫人的生平事迹。

　　《郭显德牧师行传全集》内容浩繁，其中所包含内容已远远不仅是郭显德的个人传记，而是对长老会山东教区自1861—1936年之间发展历史、主要事工、现实状况的整体描述，且收录了诸多的历史文献，成为今天研究、认识那段历史的宝贵资料。此书存世很少，今天已不易看到，兹将其中涉及毓璜顶医院的相关内容辑录于后，以便于有兴趣者检阅。

一、1914年毓璜顶医院之现状

编者按语：

　　此段内容，收录在《郭显德牧师行传全集》卷二《郭牧与山东教会》之第一款《山东慕绅经济九区总论》第二项《九区分野》第二目《烟台区·医院之工作》第191—192页，是长老会烟台教区1861—1913年间的发展历史回顾。特别注明"据郭牧报告"，说明乃郭显德亲自撰写，其中简要述及了苏紫兰创办毓璜顶诊所的过程，以及毓璜顶诊所与毓璜顶医院的关系。

第三郭师母，苏紫兰女士，昔在美国之淘浪头埠（Toronto，遮非森省之大城）习学护士，故对于医药之配剂，及治疗方法，多有经验。来华后，以看护第二郭师母有功，第二师母去世，郭牧深感其大德，乃与之结婚，成为第三郭师母矣。第三师母既有医药知识，即在烟台教会中开办一小药房，为教会小儿不时之救济，甚见效验，教友多感激之。时长老刘寿山，亦深觉教会医院为当务之急，故每年捐助美金一百元，以济其成。又请李可受先生为助手，以应付一切。并敦请一内地会大夫韦利森（Dr. Wilson）先生帮助看病。自有此举，教内教外之人，咸利赖之。而教外之人特别感激，转其故心，多送小儿前来治病。治愈之后，即在医院庭除之中、小花园之内，群相嬉戏，习以为常。郭师母即利用时机，为之设种种方法，以联络之，常来玩耍，以故群儿视医院如同家庭。郭师母可为之布置恩物以奖励之、鼓舞之，教其歌唱游戏。日久天长，小医院俨然成一幼稚园矣。毓璜顶教会之有幼稚园，以此为起始点。而毓璜顶之大医院，亦郭师母之小医院造其端也。

数年之后，郭师母因有家庭训育之重担，不能兼顾他事，乃请库教士专理其事，又请张书江助理其事。又数年之后，库教士调迁青岛，乃独留张书江主持其事，直至一九〇八（光绪三十四年）稽大夫来，扩大规模，分科治事，成立毓璜顶医院。郭师母始息仔肩，幼稚园亦同时独立，分道扬镳，各奔前程。故今幼稚园与医院，人徒知其发达增长，子大于母，而不知此二大组织，皆第三郭师母所生之姊妹花也。

于是稽大夫本其平生经验学问，及其能力才干，起建新舍，于一九一二年（民国元年），始行落成。至于正式开幕，乃在一九一三年（民国二年），当时住院中西病夫，约一百余人。

一九一三年开幕之后，稽大夫又请邓大夫主持专务，于是乎有二位内科大夫施医，兼且传道，每年亦得教友数人。

二、1915 年毓璜顶医院年度报告、1925 年毓璜顶医院捐册序言、1933 年毓璜顶医院年度报告补充说明

编者按语：

此段内容，收录在《郭显德牧师行传全集》卷二《郭牧与山东教会》之第二款《烟台教会本部一览》第二项《教育模样》第七目《毓璜顶医院之创始及势力》第 304—310 页。包含三部分内容：一、时任毓璜顶医院院长的稽尔思于 1915 年所撰写的毓璜顶医院 1914—1915 年度工作报告。原文应是英文，似呈送长老会美国总部，这篇收录文章，是连警斋从中节译了部分内容。二、1925 年毓璜顶医院捐册的一段序言，其中涉及毓璜顶医院自成立 12 年来的发展情况。三、1934 年时任毓璜顶医院院长的白

斯德撰写的 1933 年度工作报告的补充说明。

这几篇资料非常难得，特别是第一、第三篇，都是当事人亲自撰写，具有非常珍贵的史料价值。但遗憾的是，连警斋在翻译过程中，没有全文翻译，而是根据需要节译，不能窥其全貌，不免美中不足。这三篇文献在《郭显德牧师行传全集》中是放在一起的，为保持原始文献的完整性，在此也没有拆分，一并刊出。

前于烟台分区，已详言第三郭师母为烟台教会医院之创始者。当时不过初具规模耳，其发达成立则有稽大夫于一九一三（民国二年）所创立之毓璜顶医院。其内容组织及外面建设，恐非短时间所能究其底蕴，兹将其一九一四至一九一五开办一年以后，稽大夫之报告译录于后，以供众览。

于下笔书此报告时，吾想中外友朋必亟急于听闻，本年一年开始工作之各种事实，以求明了内容之真象，故记者不得不应大家之需求，于开列各种表式及报告各种经费以前，尽先作一小报告以饷大众之期望。

本院之着落，优美异常，北望渤海，南踞屏峰，山水罨罳尽收眼底，故名曰之罳，诚仙乡福乐之区也。烟台街市即在大门之外，俯而瞰之，可以傲视一切。

医院大厅即在园之正中，紧接大厅，为发药室，位于大门之内，大厅之后，为院役居室、停尸室、隔离室，及水龙室，全建筑处于一院之内，彼此相连，行事方便。

医院对门，隔毓璜顶南大道，有中国医士住室两处，中国店房一所，出大门数步可及，无须跋涉。建筑上所用之石料，全系之罘石，乃采自之罘岛东山头者，大概烟台教会皆喜用此石，为一种带红色之石英，如结碧血，俗言秦始皇鞭石出血，即指此石（《三齐略记》，秦始皇作石桥，欲渡海看日出处，时有神人能驱石下海，石去不速，神辄鞭之，皆流血，至今尽赤，故庾信作赋曰：东门则鞭石成桥，南极则铸铜为柱），质坚色黝赤，略带棕黄，美丽耐久，硬度七上八下（七为石英，八为刚玉）。群房乃用青砖，省材料也。

院内所用之水，乃自机器井而来，井深二百尺，水龙室有汲水机两架，气缸两架，所以交换使用，以备不虞。又有气压机一座，所以催送水于各处应用者。所汲上之水皆储于数大水箱之内，以备运用。污水池为消毒之新式构造，内容五千加仑，每日污水皆由此滤尽、消毒，可以肥田。邻近有一菜园，即取此肥料，所产青菜皆硕大肥腴，莫可比拟。

室内之温度，不用炭火，皆用低温之水蒸气，输送各处，温度适宜，不亢不卑。

院内所有男女老幼之病夫，皆受看护长普琳露丝之管辖，所有男女护士，皆受其节制，以处分一切。所有中国护士，皆须住于院内，以备不时之需。

住院费比较他处教会医院住费稍昂，因设备甚丰，卫生亦甚讲究也。今年住院者，尚未充量，故住费不得不昂，盼望过年住院者较多而住费亦必较省也。凡来住院之人，皆觉得住院并不贵于住家，且在此亦甚方便。家庭养病，甚无谓也。

凡在院养病者，皆可享受和暖之病室，空气充足清洁，污秽衣服皆不及身。有温水浴室，皆用瓷盆，床铺皆系用麻布裹弹簧之卧榻，有清亮日光之晒台，备卫生之饮食，有和颜悦色细心耐烦之看护。总而言之，此院虽是治病所在，不啻一完全之健身处也。

近有人批评此低价之医院，似不能长久存在，而不知本院出入皆照真实流水，况在华北尤为省费。冬日亦有暖气管，各屋之暖冷各水管，任意开闭。夫役看护日夜伺候，洗澡间甚是宽大，即上等家庭之设备，未必有此美善，皆合作医院之基本条件。究之取价甚廉，以广招徕，每床每日不过八角五分，或九角之数。故经济生活亦不可全恃物质为衡平也。

事已创立一年，成绩如此美满，将来亦必甚有希望。今回思已往之事实，不能不感谢故国之友朋，合力以成此举。盼望故国友朋，读此报告，喜形于色，欢生于心，为中国人告福，为美国人增光。

今敢为读此报告诸君告慰者，即现时本院同人每日皆有祈祷工作，保守秩序，注重卫生，对于一切应作事宜，无不竭力奉行，不敢有误。初年之成绩，虽不甚佳，亦可对于诸君之伙助而无愧。至于内部之传道工作，现时虽无经费请一传道员在等候室讲道，然有一老教友，连海先生，能捐其半日工夫，来此传道，亦足令吾辈同人愧感交集。又有李四海牧师，乃由青州协和神道院毕业者，捐助其一下午工夫来院讲道，二人恰合一日工程。本院即可省却许多经费矣。即看护中之信道者，亦孜孜不倦，侃侃传道，实为难得之好现象也。

早晨尚未开门之先，即全院动员，有一公祈礼拜，请其传道员前来讲道祈祷，或自领礼拜，使一日之工程全献于主。安息日早晨轮班至各病室讲道，作小礼拜，分男病室、女病室、看护团三处，都甚顺利。平均病人住院之天数，约为三星期。此三星期所得之教训，出院回家，必不能忘记，即由此一点之光源，发达天国之慈爱，亦传道之一法也。一九一五，稽尔思谨序。

其余职员表，及工作节目，皆详列于一九一四年度之烟台教会报告书（见第三卷，手泽遗简栏内），兹不具赘。读以前之第一次报告书，则知该医院刚开办一年之久，即有如此现象，发达希望，则将来之继长增高，普济群生，其功德正未有限量也。

兹又于一九二五年（民国十四年），该院继续前进已十二年之久，读其捐册之序，即知其内容，工作如何猛晋，如何发达也。其文如下：

芝山罘水，钟灵毓秀，面奇山而临渤海者，烟埠也。蓬莱小阁，观海听涛，夺天工而林壑美者，毓璜顶也。形势天成，建设宏富，聘人才而福人群者，毓璜顶医院也。溯自本院开始于民国二年，经稽尔思医学博士，经营筹画，历经寒暑，其成绩之优良，无待赘叙。盖本基督服务之精神，救世济众之宗旨，谋人群身体之健康，改社会卫生之环境，职志所在，不敢或忽。至于内容之布置，若内科，若外科、眼科、耳鼻喉科、妇产科、花柳科、婴儿皮肤科，各聘有专门学识及富有经验之中西医学博士，分科担任，以求手续完备。其他若 X 光线之察验体格，验症考核室等，是精益求精，无非助各科之诊断及治疗之辅助，且迩来医术大倡，若手术器具药品等，皆日新而月异。尤复不惜巨资备添新注射清血等药，以期应有尽有，以达济世活人之初衷也。因而医者日众，活者无算，效果之优良，较前更见进步。只以欧战以来，经济影响于全球，外洋之款退减，本院之事功增添，两相比较，经济日形困难，幸赖本埠中西友人之捐助，仁浆义粟，功德无量，非特本院感德，即胶东人士，亦受惠不浅也。谨特刊布芳衔，以志铭谢，更望各界仁人君子热忱臂助，俾将来之十二年，较以往之十二年更大进展，为人造福于现世，即所积功德于将来也。一九二五年毓璜顶医院谨启。

按该院十二年之成绩，每年皆有满意之报告，关于职员之任务工事，日趋于专重，看护亦日加增多，各科任事各有专责，其经费亦渐浩繁。此时稽大夫已辞职归去，遗下偌大之基本事业，留与后人担负前进，此诚巨大之责任。后来之掌院者，为邓乐播大夫（眼科主任）、吴赖安（爱格司光主任），及狄珠大夫（耳鼻喉科主任），及布祐尔大夫（外科主任）。其他之华人，如毕永旺大夫、严大夫、徐大夫、张纪成大夫等，皆来自北京、济南各大医学校。传道员如唐、连、孙、刘、于诸位先生，势力雄厚，今再译当年报告书之前言一段（即一九二五年之报告书），录之以概其余：

关于去年传道工作（即一九二四年之工作），有三事可以报告，请大众注意者。第一，有一位学生本为基督家庭之儿子，以后反对宗教甚烈，在学校时亦助学生煽动风潮，提倡罢课。今一病不起，乃大悔悟，要求教会牧师到医院来考堂会，欲领洗得救。果于领洗之后，溘然长逝。第二，有一妇人从未听见真道，入院后始闻讲道者之言，而归顺救主，病愈之后，乃入圣经训练班，甚见进步。第三，唐先生传道甚热心，五次下乡寻找在本院养病之人，到过七十七个庄子，找着了六十五个人。更可幸者，郑钦道牧师，支配全部工作，在本院指导一切，凡本院之看护及工友等，无不得益处。

中国凡事已大见进步，前途甚有希望，唯仍有许多地方不讲卫生，以致身体灵魂皆不得平安，是为可悲之事实。安得本院能将此等劳苦背负重担之人，皆召来就主得平安乎？

自此以后，又十二年之久，继长增高。至一九三四年（民国二十三年），其掌院首席，不为邓乐播，而为狄珠，其余如毕永旺、司担雷·郝懿德、刘效良、李鸿熙、吴赖安、张峰青、张纪成、威廉·白司德、张书江等诸大夫，皆著名之外国、北平、济南、满洲医学毕业生。势力更大，捐款至千余元，今据白司德之报告，译文如下：

一九三三年，本院未作报告，今特作一九三四年之报告，而并论去年之事。故每项特两面论之，以比较其进步状况。

今有一事，使本院大为受难，即来看病者，多不愿交挂号费。其实他们在那不挂号的医院治病，所花费的种种项目，统而计之，所费实巨，不过其不觉耳。故本院对于此种情况，曾细心研究，有许多欲来看病之人，即因此小费，恒被其亲戚或祖母所拦阻，彼等虽有敷余之钱，亦不肯交纳。故不得已，有病者恒视其人而定，或纳全份，或纳零份，或全不缴纳。有许多小孩因有此阻隔不愿进院，及至进院又不愿出去，所耗甚大也。有许多病人，因找不着铺保，以致不能进院。故本院不得不略行改变章程，将挂号费减轻，欲求一位善于社交者，在医院之中，往来讲说，妥为应酬，以要求病者之同情，不使来而复去。现时本院即缺少此种人物，以广招徕，而安人心。

其大原因即现时烟台商埠，开有许多无名及不负责任之普通小医院，进内治病多为种种小病，故不须挂号，而药费却是很重，病人无从知之。来本院者，多为重大症候，须经详细之诊断，及慎重之检验，始能下手治疗。手术纷繁，认真办事，病人初不知之，医药所费亦不知其轻重，枉加批评，以故本院受此不白之冤，竟落投机者之网中，而自鸣得意。安得烟台当局者，取缔此种劣等医院，为人民请命，为社会造福，以提倡发达真正有益之医院乎？

有许多病人，因在他处小费医院治之不愈，又来本院求医。究其所费数倍于本院之挂号费，且时期较久，病势加重，所费手续及医药痛苦合而计之，或相倍蓰。于兹方始悟其真理之所在，然而晚矣。更有许多病人，迫不及待，因而丧命，岂非可惜。故本院不能不为此熟计妥筹，以求避免此种不幸。

其余如更换水箱、改组看护、防止药物、经济报告、常年捐款，皆有所计划。关于医院传道，除妇女会有一部份发给薪金外，其余皆是义务。现时经济困难，商店倒闭者甚多，故本院捐款亦受影响。盼望天上的救主，乃是我们的大医生，先医治好了我们的病，然后我们方可医治病人。

三、1915 年毓璜顶医院年度报告

编者按语：

此段内容，收录在《郭显德牧师行传全集》卷四《郭牧荣哀录》之第二项《郭牧八旬荣寿烟台教会报告书》第十二目《毓璜顶医院之工作》第 532—536 页，与该书卷二《郭牧与山东教会》之第二款《烟台教会本部一览》第二项《教育模样》第七目《毓璜顶医院之创始及势力》之内容基本相同，都是时任毓璜顶医院院长的稽尔思于 1915 年所撰写的毓璜顶医院 1914—1915 年度工

作报告。但两者表述略有不同，此篇内容更为全面、更具文采，应该是连警斋翻译的稽尔思所撰写报告的全文。

毓璜顶医院之成立，全由稽大夫一人之力发起创办，于去年（笔者按，即1914年）成功，一年以来，所受艰难辛苦，笔莫能叙。赖稽大夫以刚毅不屈之心，百折不回之志，忍耐奋力，卒底于成。建筑布置，均极完善，甚合于泰西各国之医院条例。今试进内参观，洁净卫生，为先天要素，而于诊察治疗之术，尤有惊人之处。今将稽大夫一九一四至一九一五开办以来一年之成绩，报告大众，以见其作为如下：

今欲将鄙人创业年在毓璜顶医院所成立之工作，笔之于书，作为报告，以快诸君之先睹。吾敢断言此必为中外友朋诸君所急于听闻，而欲悉其内容者。职此之故，鄙人于制作各项表册之先，谨将一年以来经过大概，向大家陈述。然后列表，详观工作，经济出入，困难缺憾，无一不毕呈于众前，使众位友朋于浏览之余，或能感触互助之心，积善之意，而有以匡我不逮，共成善举，岂非甚幸。

本医院之着落，可谓壮烟台之大观。大门正对烟台海港，如戏场之池座；东西两山，如舞台两边之花楼；群山背其南，周围揖拱，恰似台之背景；烟台街市，群房栉比，即前列之包厢；海中帆樯，即往来穿堂之后楼；本院即脚色之出场，背后广场，展至南山，皆本院之九龙口及场面也。

本院地址数十亩，大门内为等候室及发药室，其后为医院大厅，大厅之后为夫役住房、陈尸室、隔离室、汲水间等，彼此相连，隔以一码厚之墙壁，以免危险。大门外马路对过，有中国大夫寄宿舍一处、小旅店一处，皆为医院私屋。大厅工料全为之罘石，质坚色艳，为石英之杂剥岩，烟台教会各处建筑，皆喜用此石，其余之群房，则皆以砖砌。

烟台无所谓水道局，自无自来水之一项工程。医院用水极多，不得不自备井水，乃以机器挖二百尺深之井两口，置压水龙两座，蒸汽引擎两副，气压机一副，以引擎吸水，至积水潭，以气压机催送潭水到各机关应用。此外尚有后备之压水龙及蒸汽引擎各一副，以备出险修理之用。院内所有污水，由水管催至消毒潭。此消毒潭每日可容五千加仑之污水（每加仑约合华量四公斤，五千加仑共合华量三万五千斤），此大量之收容器，足可消灭一切毒菌而有余。故本医院可谓之一大消毒器（烟台无水道工厂，故污水皆随便泼弃，有碍卫生）。近医院处有一菜园，一切溷浊消毒之后，即引进菜园，供各种蔬菜之肥料。一无绦虫，二无菌微，居民食之，不第卫生，且有补益，谓非一举两得之策。

医院内设暖气管一副，由气压机输送蒸汽至各机关，寒暑表不亢不卑，工作时甚觉便利。一切职员，皆住于此一个建筑之内，各室分男女养病间，以备治疗之便利。男科、妇科，及小儿科，皆有定所。看护长普琳露丝小姐及其女看护士们，亦住于此建筑之内，日后有相当住宅，此住宅即改为养病室之用。

住院费，比较的贵于他处之医院，但为生活及求医院之存在起见，不能不暂时高价，以求维持现状，但成绩亦可告慰。盼望过年住院者较多，各间无闲屋，进款既多，不费工料，价钱自省。本院不第求存在，亦所以求利人济物，不负建筑初心，是为得意。

住院之耗费，虽较在家养病为大，然住院实有较大之利益。所谓医院之本质何在？第一要温度适宜；第二要空气流通；第三须换本院之制服；第四须常沐浴以求清洁；第五勤换床单，免致传染；第六须用安适之床铺；第七要有太阳浴之改良晒台；第八要洁净滋养之饮食；第九要不怕辛苦、性情和平、多有思想之看护；第十要经验宏富、手术精敏之医生。凡此十者具备，即可谓之完全医院，缺一即不可谓之医院。故医院者，乃变换人之身体自病弱至健康、自颓靡至振作、自短命至长寿、自愚拙至聪圣之好机关也，谁复敢歧视，以为不是术冠中外、巧夺天人之造福仙区耶？

在美国亦有人批评似此低价大医院，而能存在于传道区域，诚为希奇之事，而不知本院出入，皆照真实流水，况在华北，一切尤为俭素。然而冬日亦有暖气，各屋皆有冷热水管不时应用，有足用之夫役及男女看护，有宽大之洗濯间，一切设备，即所谓上等家庭，亦未必有此完全。然而皆合于医院之基本条件，未有缺憾，而究其取价于养病者，每床每日不过合美金八角五分或九角之数耳。故天下之事，只在人为，而不可以物质比例相衡量也。

　事已经年，成绩如此，将来之希望，可想而知。今回思以往，不能不感谢美国之友朋，亦为此事焦心积虑，各处捐募以成此举，建筑宏大，设备精良。盼望美国诸友朋，读此报告，喜形于色，欢生于心，鄙人幸不辱诸君之命，为中国人造福，为美国人增光，而将来之更大计划，诸君或能息息相通，款款相助也。以盈余之金钱，造无穷之幸福，诸君何乐而不为乎？

　今敢为诸君报告，现时本医院同人，每日仍尽力工作祈祷，保守秩序，注重卫生，对于一切事务，竭力奉行，不敢有误。初年成绩，虽不见佳，要亦可告无愧于诸大善士之伙助，而对于医院之传道工作，亦有足多者。现时虽无经费请一传道员在等候室传道，然连海老先生，肯捐助其一上午之工夫来尽义务讲道与来治病者听闻，实为难得之人才与机会。此外，又有李四海牧师，乃由青州协和神道院毕业者，捐助其一下午之工夫来养病室讲道与住院之人听。看护中之信道者，亦随时随地讲说动作，显出救主爱人的榜样来。在早晨未开门之先，全院有一清晨礼拜，中外大夫或其他教导员，轮流讲经作礼拜，使此医院完全生活在基督之中以作工夫，大家得益。安息日早晨复轮班在各病室讲道，作小礼拜，分男女病室、看护团三处，都得益处，以尊主荣。平均住院之天数，约为三星期。此三星期所得之教训，出院回家，必不能忘记，即可由此发达天国。亦另一方面之宣传法也。盼望主的工程，愈作愈大，以底于成，实现主旨，在地如天。谨序。一九一五，稽。

附录创办人履历表：

稽大夫尔思，盆斯斐尼亚省医科大学毕业，辛辛乃替省核桃山第七长老会伙助，外科专门医学博士。

邓大夫乐播，约翰霍布金氏医科大学毕业，眼耳鼻喉专科医学博士。

普琳露丝女士，拜替穆省协和更正教会疗养病院毕业，历充护士长多年，拜替穆省布朗纪念长老会伙助护士长。

该院于初开办时，幸医学手术特佳，医道精明，先行治愈教会中著名之太太多人，于是声誉鹊起，四海扬名，始得荣光，猛力前进，至有今日之成绩。现时共有护士十四位，男十一，女三，皆为普琳露丝所管辖。有许多自他处医院来见习看护者，学成之后，到他处作事，皆有高等声价。故各处医院，皆钦仰本处之教，实不亚于美国本身之技术。而"差不多"三字即成了他们的"滑铁卢"（滑铁卢，Waterloo，比利时国之一村，一八一五年六月十八日，为惠灵吞侯之大本营，攻破拿波仑之军队，所谓滑铁卢之战是也，今言一战成功之意也）。普琳露丝于起首训练之时，尝自叹曰："开首功课，难如登天。"护士们即不懂得"清洁"二字是甚么意思，更不懂得"服从"二字是怎样讲法，观普护士之态度，彼于教练之初，当有许多不可说之隐痛也。六个月之后，普女士官话学得好些，即担巨任，充当护士长，以训练院内所有之练习生，大见成功。女士复以坚决之力，容忍之心，得到与美国护士相等之目标，恢恢有余。

邓大夫虽非创业大家，然心平气和，按部［布］就班。一切巨艰皆能在其手内随指消化，兼之办事认真，处处稳定，不慌不忙，步步脚踏实地，以一人之身，担任独门病症（耳鼻眼喉等科），实能应付愉快，绰绰有余。今年，邓大夫从阿保罗下乡传教，在乡下十二天的工夫，治好了一百八十个病人。难得大夫下乡传教又治病也，岂非耶稣之佳弟子耶（耶稣在世传道、治病、赶鬼，兼而有之）。邓大夫来此乡时，正值此乡有一人曾在毓璜顶医院，在邓大夫手下治过病，报恩无地，感念有天。今见邓大夫来矣，于是远近传说，如耶稣在世时之八方吹嘘，予邓大夫以不少之高兴。

回思一年诸种之工作，有不少之缺点，但我们总是乐观的工作，种类虽是不同，其目的为归荣于主，却是相同。终得一切所获，献主为圣。如何说得，有诗为证：

> 注意尔健康，努力尔工作；
> 所为何所待，以求新生活。

又有诗曰：

> 既以为人己愈有，既以与人己愈多；

永不回首事流连，光阴一去悲蹉跎；

等待是为那弱者，追逐赶上那强者；

永久向前莫退后，前途光明一线扯；

坚持真理莫忘失，真理教尔得自由；

仰着十架向前奔，世事腌臜莫回头。

同人以此为口号，为标志，念诵不已，即能奋兴工作，一生不懈，因主常在我们中间。阿们。

四、毓璜顶医院 1935 年人员与传教情况介绍

编者按语：

此段内容，收录在《郭显德牧师行传全集》卷四《郭牧荣哀录》之第三项《郭牧百年寿诞各区教会一览》第二目《烟台教会一览》第 561—562 页，撰写于 1935 年底。应该是连警斋收录的毓璜顶医院当年年度报告的补充说明，其中只重点介绍了 1935 年时期，毓璜顶医院外籍医务人员的组成和其在基督教传播中所起的作用。

毓璜顶医院，职员：吴赖安大夫（Herman Bryan, M.D.），医药博士、X 光线主任、试验室主任、教会内科医士，一九〇二年来华（光绪二十八年）；狄珠大夫（Frederick E. Dilly, M.D.），

医药博士、医院监督、外科医士、耳科专门，一九○七（光绪三十三年）来华，白士德（William L. Berst, M.D.），医药博士、代理监督，因狄例假回国，充医院司库、药物管理员；司坦雷·郝爱德，医药博士、外科医士，原属内地会，为本会借用，以一年为限。吴赖安夫人，护士学校教习、教会书记，一九二○（民国九年）来华，毕格林女士（Caroline D. Beegle, R.N.），监护主任，一九一七（民国六年）来华；陆瑞德女士（Manquerite H. Luce, R.N.），监护主任，一九三二（民国二十一年）来华；司理特夫人（Mrs. Irene Slichter），斋务管理员，一九三三（民国二十二年）来华。

该医院今年既有其自己之报告，故本册不愿在其物质及营业方面再事铺张，只将其对于基督教之工作，略为声叙。有二人已献主为圣，终日为主作证，往来于病厅病室间；又有二位女同志，亦尽力工作，在病室之间或等待室内。

病室光阴之消磨，甚是冷静，有传道者时来讲道，不第助兴，且可听道。而护士亦有甚热心者，彼此帮助，以尽其职；且常为之祈祷，以致其力；最令人欢喜不置者，即是学生及监护长亦皆热心传道，不惮辛苦。不愿听道者，亦不强迫其听闻。有重病者，亦不使其听闻，免扰神经。故全院之人都甚喜欢讲道，绝无推辞。现时在医院中讲道，比较往年差近容易，一因基督教为多人欢迎之宗教，二因医院病人常有基督徒在内同病相怜，随时讲说，即可令人领悟。其中有病体很轻者，辄随传道员自此病间到彼病间，听之又听，听足方休。《圣经》节录单行本，及《官话问答》，时常卖尽，不敷应用。有病人在病间受洗，亦有人应许出院之后受洗。有一病人领洗之后，当即打发人招呼其兄长及朋友来，以真道劝之，令其速速悔改，受洗得救。

看护内有两个查经班，每礼拜聚会二次，有一位监护长，捐其月假之一半，到两处乡区传道。传道员之势力及我们职员之同情力，皆足使我们欢喜，归荣耀于上帝。职员团体之精神，及护士们不断之证见，故全病室之人，都喜欢听道理。有一日本妇人，带领其十岁之小女到医院来治病，母亲陪伴女儿在医院住了多日，因独留其女在此，又恐中国人与之不利。数日之后，彼乃向一职员说："往日来院，深惧中国人待遇不良，致遭反感，今乃知中国看护待我们日本人，恩情加厚，往日以为只有头等病室受高等待遇，今乃知护士们平等待遇。这是甚么缘故呢？"大夫们乃为之解说，言："职员团体全是基督门徒，以平等待遇为贵，以忠心任事为尚，故不知何谓中国人、何谓日本人也。"日妇大为惊奇，莫名其妙。撒种在人心里，如同肥地得雨浇灌，日醒夜睡，迟早必有发芽之一日。教他生长秀实者，唯有上帝管理。因万物之中，唯有主为至尊，主为至大，超越一切，万古长存。